Natalie J. Lauer

DETOX

SANFT ENTSCHLACKEN
Für ein optimales Körpergefühl

Mit leckeren Rezepten für mehr Vitalität und neue Energie

VORWORT

Liebe Leserinnen, liebe Leser!

Sie fühlen sich schlapp, sind häufig krank und angespannt? Dann ist eine Detox-Kur das Mittel der Wahl! Damit schöpfen Sie neue Energien und bringen Körper, Geist und Seele auf Vordermann.

Eine solche Kur regt die Entgiftungs- und Reinigungsmechanismen an und sorgt so für die Ausleitung von problematischen Schlacken und Giftstoffen, die uns krank machen können. Darüber hinaus werden Immunsystem und Gesundheit fit gemacht.

In der wissenschaftlichen Medizin ist das Konzept der Schlackenbildung und Entschlackung umstritten. Fakt ist aber: Eine Ablagerung von Stoffen in Organen wie bei Arteriosklerose (Kalk), Gicht (Harnsäurekristalle) oder Alzheimer-Demenz (Amyloid) ist ungesund.

Fakt ist auch: Seit Jahrtausenden haben sich Entgiftungsmethoden wie ausleitende Verfahren, Fasten- und Diätkuren bewährt. Sie sind fester Bestandteil traditioneller medizinischer Systeme und der Naturheilkunde. Schon lange bevor der legendäre Paracelsus im 16. Jahrhundert die gesundheitsfördernde Wirkung von entgiftenden Verfahren entdeckt hatte, wurden diese beispielsweise im Ayurveda oder in der Traditionellen Chinesischen Medizin mit Erfolg praktiziert.

In diesem Buch finden Sie wertvolle Informationen über ein breites Spektrum von Detox-Methoden – von der Ernährungsumstellung und traditionellen ausleitenden Verfahren bis hin zu modernen Schlankmachertagen. Wer die „Königsdisziplin" der Entgiftung, die Detox-Kur, ausprobieren möchte, orientiert sich am ausführlichen Wochenplan, welcher Ernährung, Bewegungspraxis, Pflegerituale und vieles mehr berücksichtigt.

Finden Sie zurück zu einem guten Körpergefühl. Entgiften Sie ganzheitlich und profitieren Sie von seelischer Ausgeglichenheit, mehr Wohlbefinden und mehr Lebensqualität.

Natalie J. Lauer

INHALT

Vorwort 4

Inhalt 5

Detox reinigt Körper, Geist und Seele 7

    Diesen Stoffen macht Detox den Garaus! 8

    Körpereigene Entgiftung 12

Ihre Detox-Strategie für mehr Energie 13

    Gesundheitsbewusste Ernährung 14

    Leckere Detox-Rezepte 28

    Heiltees 86

    Heilfasten 87

    Trinkkuren 89

    Badekuren 90

    Ölziehen 95

    Schwitzkuren 96

    Massagetherapien 97

    Schröpfen 101

    Einlauf 102

    Colon-Hydro-Therapie 103

    Sport und Bewegung 104

    Entspannung und Atmung 104

Ihr Detox-Fahrplan 109

    Schlankmachertage 110

    Detox-Woche 114

Register: Rezepte und Anwendungen 125

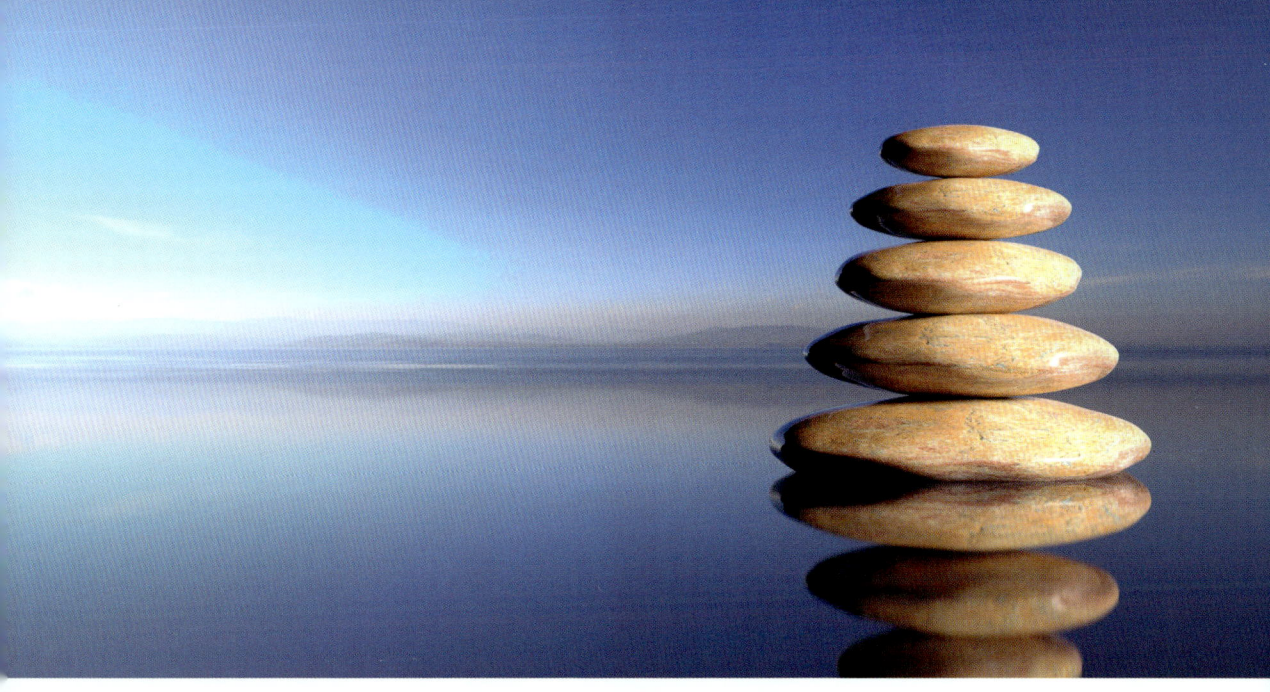

DETOX REINIGT KÖRPER, GEIST UND SEELE

Im Laufe des Lebens hat unser Körper mit jeder Menge Schadstoffen und Giften zu kämpfen, die sich in unseren Zellen und Körpergeweben ansammeln können. Sie häufen sich in Gelenken, Muskulatur, Bindegewebe und Blutgefäßen an und sind Ursache für viele Beschwerden und Krankheiten. Ist die Belastung zu groß, ist der Körper nicht mehr in der Lage, diese Gifte allein vollständig loszuwerden. Das kann sich auf Ihre psychische und physische Gesundheit niederschlagen. Anzeichen für eine solche Dysbalance sind Gewichtszunahme, Schlafstörungen, psychische Störungen, Müdigkeit, Antriebslosigkeit, häufige Kopfschmerzen, Konzentrationsprobleme, Magen- und Darmbeschwerden sowie Hautirritationen.

Durch gezieltes Detox können Körper, Geist und Seele wieder ins Gleichgewicht gebracht werden. Der Begriff „Detox" stammt aus dem Englischen und bedeutet so viel wie „entgiften". Detox umfasst sämtliche Maßnahmen, die den Körper von giftigen Substanzen befreien und deren erneute Aufnahme hemmen. Dazu gehören eine Umstellung auf eine gesunde Ernährungsweise, regelmäßige Entspannungsübungen und Bewegung ebenso wie ausleitende Verfahren (z. B. Einlauf oder Colon-Hydro-Therapie), Pflegerituale wie Ölziehen, Badekuren oder Schwitzkuren, Massagen und Schröpfen, Heilfasten, der Verzicht auf Genussgifte und die bewusste Nutzung von Internet und Handy. Insgesamt bedeutet Detox die Hinwendung zu einem gesunden Lebensstil, der das Wohlbefinden für Körper und Geist erhöht.

Regelmäßige Entgiftungskuren fördern den reinigenden Effekt und kommen einem Frühjahrsputz gleich. Aber auch Schlankmachertage, die einmal wöchentlich durchgeführt werden, können bereits viel bewirken. Dabei steht die Unterstützung der Ausscheidungsfunktionen von Darm und Nieren im Vordergrund. Detox kurbelt den Stoffwechsel an, klärt das Hautbild, stärkt das Immunsystem, intensiviert das Körperempfinden, spendet Vitalität, und nebenbei purzeln einige Pfunde.

DIESEN STOFFEN MACHT DETOX DEN GARAUS!

Dosis facit venenum, sagt der Lateiner: Die Dosis macht das Gift. Das gilt nicht nur für bekannte Ultragifte wie Arsen oder Zyankali, sondern im Prinzip für jeden Stoff, der in den menschlichen Körper gelangt oder im Körper selbst produziert wird. Die giftige Dosis, um die es geht, kann zu hoch oder zu niedrig sein. Eine Vergiftung kann langsam und chronisch oder plötzlich, akut auftreten. Das Dosisprinzip gilt auch für unser Verhalten: Zu wenig oder zu viel Bewegung, zu viel oder zu wenig Nahrungsaufnahme können Gift für die Gesundheit sein. Somit ist die Ausgewogenheit aller Lebensprozesse, verbunden mit bewusstem Verzicht, der beste Schutz vor Krankheit.

Verwöhnen Sie sich mit Spaziergängen auf dem Land und genießen Sie die gute Luft.

Umweltgifte

Das bequeme Leben in modernen Industriestaaten hat unerhörte Vorteile: Mobilität, Konsum und vielfältige Kommunikationsangebote. Es konfrontiert uns aber auch mit zahllosen Problemen und Belastungen, die wir in der Regel als Individuen kaum beeinflussen können. Dazu gehören Luftschadstoffe wie Rußpartikel, Feinstaub, Stickoxide, Industrieabgase, Elektrosmog sowie auch schadstoffbelastetes Wasser. Dass wir mehr oder minder mit ihnen leben müssen, ist korrekt. Allerdings können wir sie auch bis zu einem gewissen Grad meiden!

Machen Sie sich frei von hochfrequenten elektromagnetischen Feldern in Ihrem Wohnraum! Schnurlose Telefone und drahtlose Internetverbindungen (WLAN) sind zwar äußerst praktisch, aber nicht immer und in jedem Raum notwendig. Lassen Sie Ihr Handy an den Wochenenden und nach Feierabend ausgeschaltet. Das schützt vor schädlichem Stress, entspannt und ist Balsam für Ihren Körper und Ihre Seele. Netzstecker strahlen auch, wenn das Gerät ausgeschaltet ist! Ziehen Sie den Stecker deshalb einfach, wenn das Gerät nicht in Gebrauch ist.

Verbringen Sie Ihre Freizeit in der Natur. So entkommen Sie dem Trubel, dem Lärmterror und der verschmutzten Stadtluft! Die Bewegung an der frischen Luft sorgt zudem für eine schlanke Linie und bringt jede Menge Erholung und Spaß – und dann noch diese entspannende, göttliche Ruhe!

Flüchtige Gifte, Lösungsmittel, Chemikalien und Arzneistoffe gelangen – wenn auch in geringer Dosierung – in die Nahrungskette. An deren Ende steht der Mensch. Mit solchen Stoffen muss unser Körper tagtäglich zurechtkommen, ohne krank zu werden. Empfehlenswert für das tägliche Essen sind daher hochwertige Bio-Produkte; in jedem Fall sollte die Nahrung naturbelassen sein. Auf diese Weise reduzieren Sie die Zufuhr von Schadstoffen über die Nahrung.

Hoch im Kurs steht derzeit auch *Urban Gardening*. Schauen Sie sich in Ihrer Stadt nach entsprechenden Gartenprojekten um, und machen Sie mit! Sie wissen dann ganz genau, womit Ihre Möhren hochgezogen wurden. Und Sie werden Ihre selbst angebauten Produkte am heimischen Esstisch in vollen Zügen genießen können. Abgesehen davon erweitern Sie nebenbei Ihren Freundeskreis – und wenn Sie Kinder haben, ist es eine Aktivität mehr, die Sie mit den Kleinen teilen können.

Schalten Sie das Handy so oft wie möglich aus und schaffen Sie sich eine Oase der Ruhe in Ihren vier Wänden.

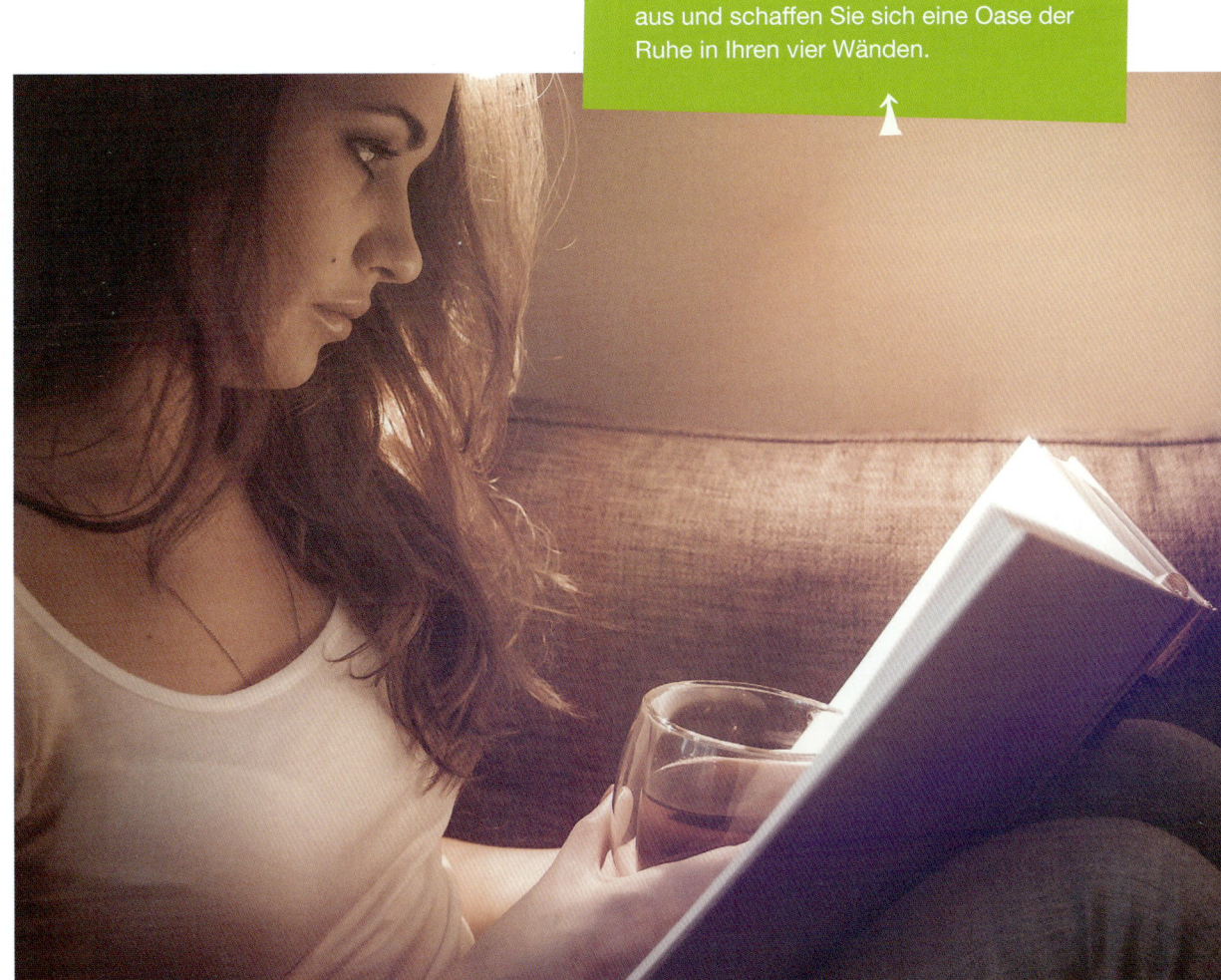

Zivilisationsgifte

In unseren Nahrungsmitteln stecken nicht nur die oben beschriebenen Umweltgifte, sondern auch langfristig extrem wirksame Gifte, die wir zunächst gar nicht als solche wahrnehmen: ihre ganz gewöhnlichen Inhaltsstoffe! Hinzu kommen unsere eigenen ungesunden Ernährungsgewohnheiten. Eine gesunde, vollwertige und ausgewogene Ernährung, mäßiger Genussmittelkonsum und ein vernünftiges tägliches Bewegungspensum helfen dabei, Giftbelastungen zu vermeiden und die Gesundheit zu stärken.

Nahrungsmittel Man isst häufig zu reichlich, aber dafür zu nährstoffarm. Experten sind sich einig, dass seit Langem viel zu viele ungesunde Lebensmittel konsumiert werden. Darüber hinaus wird viel zu viel Energie mit der Nahrung zugeführt. Zu viel Zucker, zu viel Salz, zu viel Fett, zu viele Kohlenhydrate und zu viel rotes Fleisch werden zum Problem. Und in vielen industriell produzierten Nahrungsmitteln verbergen sich Zusatz- und Konservierungsstoffe sowie unzählige andere chemische Substanzen. Sicher, die auf Lebensmitteln deklarierten Inhaltsstoffe sind gesundheitlich unbedenklich – zumindest bei einmaligem Verzehr. Gilt dies aber auch dann, wenn man solche Lebensmittel täglich zu sich nimmt? Hier ist erhöhte Aufmerksamkeit geboten. Der gesunde Menschenverstand sagt uns: Auf Dauer können beispielsweise Cola und Pommes nicht gesund sein. Die gesunde Alternative kommt ohne Beipackzettel aus: frisches Obst, Getreide und Gemüse, möglichst naturbelassen. In Zeiten, in denen *Clean Eating* und Superfoods zum Volkstrend geworden sind und täglich Hunderte neuer Kochbücher für Rohkost & Co. auf den Markt kommen, sollte das eigentlich kein Problem sein. Stars wie Gwyneth Paltrow und Gisele Bündchen machen es vor. Springen Sie auf den Zug des *Healthy Lifestyles* auf und essen Sie sich schön!

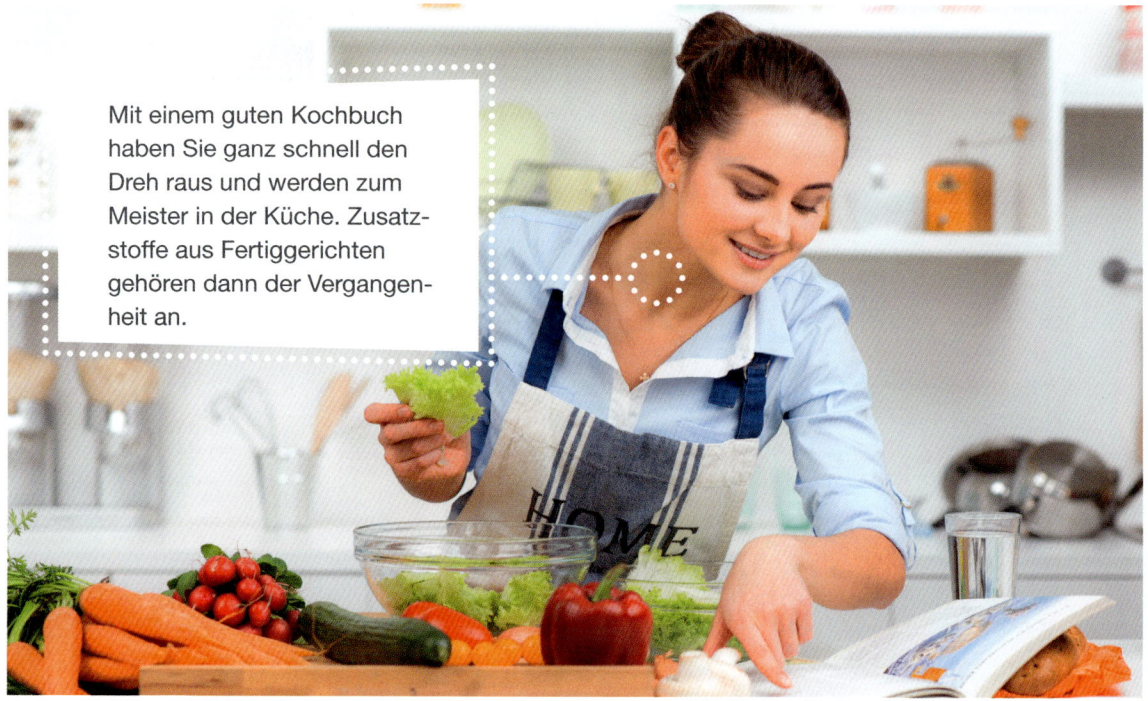

Mit einem guten Kochbuch haben Sie ganz schnell den Dreh raus und werden zum Meister in der Küche. Zusatzstoffe aus Fertiggerichten gehören dann der Vergangenheit an.

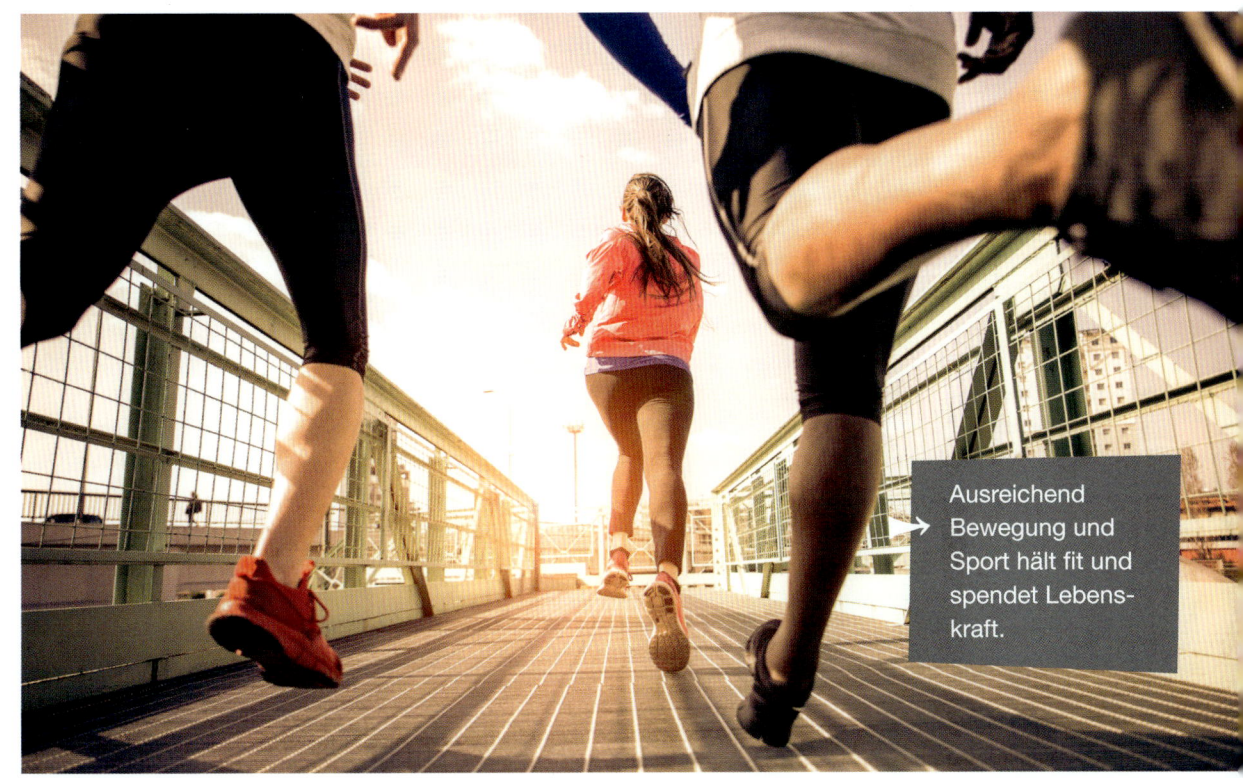

Ausreichend Bewegung und Sport hält fit und spendet Lebenskraft.

Genussmittel wie Alkohol, Kaffee oder Nikotin gehören gleichfalls zu den Zivilisationsgiften. Medizin und Wissenschaft erklären nüchtern: Alkohol ist toxisch. Dennoch gibt es durchaus Gesundheitswirkungen alkoholischer Getränke im Rahmen einer ausgewogenen und vollwertigen Ernährung. Ein Glas Rotwein täglich liefert gesunde sekundäre Pflanzenstoffe. Sehen Sie allerdings zu, dass es bei einem Glas bleibt oder verzichten Sie ansonsten ganz darauf. Das gleiche gilt für die Genussmittel Tee und Kaffee, die auch gesunde Pflanzenstoffe enthalten. Sie können richtig dosiert stimulierend und heilend wirken. Das gesündeste Getränk ist allerdings pures Wasser. Dass Rauchen schädlich ist, daran ist nicht zu rütteln. Am besten, man versucht, sich das Laster abzugewöhnen und übt sich in völliger Entsagung. Dieses Buch kann dabei helfen.

Bewegungsmangel Bewegung ist Leben. Mit den Errungenschaften der modernen Industriegesellschaften scheint diese Binsenweisheit allerdings aus dem Blickfeld geraten zu sein. Autos, Busse, Bahnen, Flugzeuge, Rolltreppen und Aufzüge erleichtern und beschleunigen den Lebensalltag. Körperliche Arbeit verschwindet zunehmend, geistig fordernde, aber sitzende Tätigkeiten in Büros und an Computern nehmen rapide zu. Wo bleibt da das gesund bewegte Leben? Bewegungsmangel gehört wie falsche Ernährung und übermäßiger Genussmittelkonsum zu den beeinflussbaren Risikofaktoren der häufigsten Zivilisationskrankheiten: Übergewicht, Diabetes, Gicht, Krebs, Herzinfarkt und Schlaganfall. Solche Katastrophen lassen sich durch vollwertige Ernährung, ausreichend Bewegung und Entschlackungskuren vermeiden. Ein gesunder Lebensstil erhält die Lebensqualität bis ins hohe Alter. Wer möchte das nicht?

Gespeicherte Gifte

Giftbelastungen sind fast unvermeidlich. Toxische Stoffe gelangen jederzeit über die Atemluft, die Haut oder den Darm in den Körper. Sie entstehen sogar im Körper selbst durch Stoffwechselprozesse. Das ist zunächst nicht weiter schlimm, da der menschliche Organismus im Laufe von Jahrmillionen gelernt hat, mit den unterschiedlichsten Giften fertig zu werden. Unser Immunsystem ist bestens ausgerüstet und funktioniert in der Regel zuverlässig, wenn wir gesund sind.

Allerdings muss sich der Mensch seit etwa 200 Jahren mit Giftstoffen auseinandersetzen, die durch Fortschritte der Chemie, durch Technisierung und Industrialisierung entstanden sind. Toxische Stoffe infektiöser Erreger kommen hinzu und werden durch den Reiseverkehr global verbreitet. Somit lebt der moderne Mensch in einer Welt, die mehr als jemals zuvor mit einer Bedrohung durch schädliche Giftstoffe konfrontiert ist.

Der gesunde und starke Körper wird viele Gifte unschädlich machen können. Manch akute Vergiftung, beispielsweise durch Schwermetalle, Giftpilze oder Giftschlangen, kann mit Gegenmitteln wirksam behandelt werden. Gelangen aber fortwährend geringe Giftmengen in den Körper, können sie sich dort ansammeln, wenn die Entgiftungsorgane überfordert sind. In der Folge kommt es dann zu unspezifischen Beschwerden und Erkrankungen.

Wird der Körper mit den anfallenden Giftstoffen (gleich welcher Herkunft) nicht mehr fertig, speichert er solche Substanzen zunächst. Als Speicherorte kommen zwei Gewebetypen in Frage: Fettgewebe und Bindegewebe. Fettlösliche Gifte werden im Fettgewebe und wasserlösliche Gifte im Bindegewebe eingelagert. Sammeln sich toxische Substanzen dauerhaft in diesen Geweben an, ist es nur eine Frage der Zeit, bis Beschwerden oder Krankheiten auftreten.

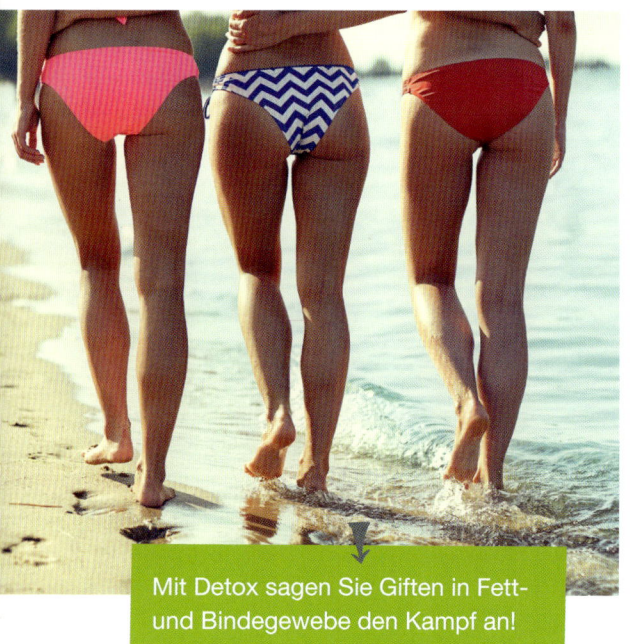

Mit Detox sagen Sie Giften in Fett- und Bindegewebe den Kampf an!

KÖRPEREIGENE ENTGIFTUNG

Der menschliche Körper ist ein Wunderwerk der Natur: Er kann sich selbst regenerieren und Gifte eliminieren. Beim Stoffwechsel werden Schad- und Fremdstoffe durch chemische Prozesse in ausscheidbare Substanzen umgewandelt. Hierfür sind die Entgiftungsorgane Lunge, Darm, Nieren, Leber, Galle, Lymphe und Haut unverzichtbar. So scheidet der Darm durch den Stuhl Abfallprodukte aus dem Blut aus. Reste werden über die Venen in die Leber transportiert. Um Toxine zu transformieren und damit wasserlöslich zu machen, gelangen sie über das Blut in die Nieren und werden dort entsorgt. Fettlösliche Anteile werden in der Galle deponiert.

IHRE DETOX-STRATEGIE FÜR MEHR ENERGIE

Detox ist eine sinnvolle Strategie, um Ihren Energielevel zu steigern. Hierfür gibt es einige Maßnahmen, die sich leicht in den Alltag integrieren lassen. Sie verhelfen Ihnen zu einer robusten Gesundheit und mehr Lebensfreude.

Nachfolgend finden Sie wertvolle Informationen über Entgiftungsmethoden wie Ernährung, Trinkkuren, Heilfasten, Pflegerituale, naturheilkundliche Anwendungen, Bewegungspraxis und Entspannungsübungen.

Mehr Energie gefällig? Detox befreit Sie von Altlasten.

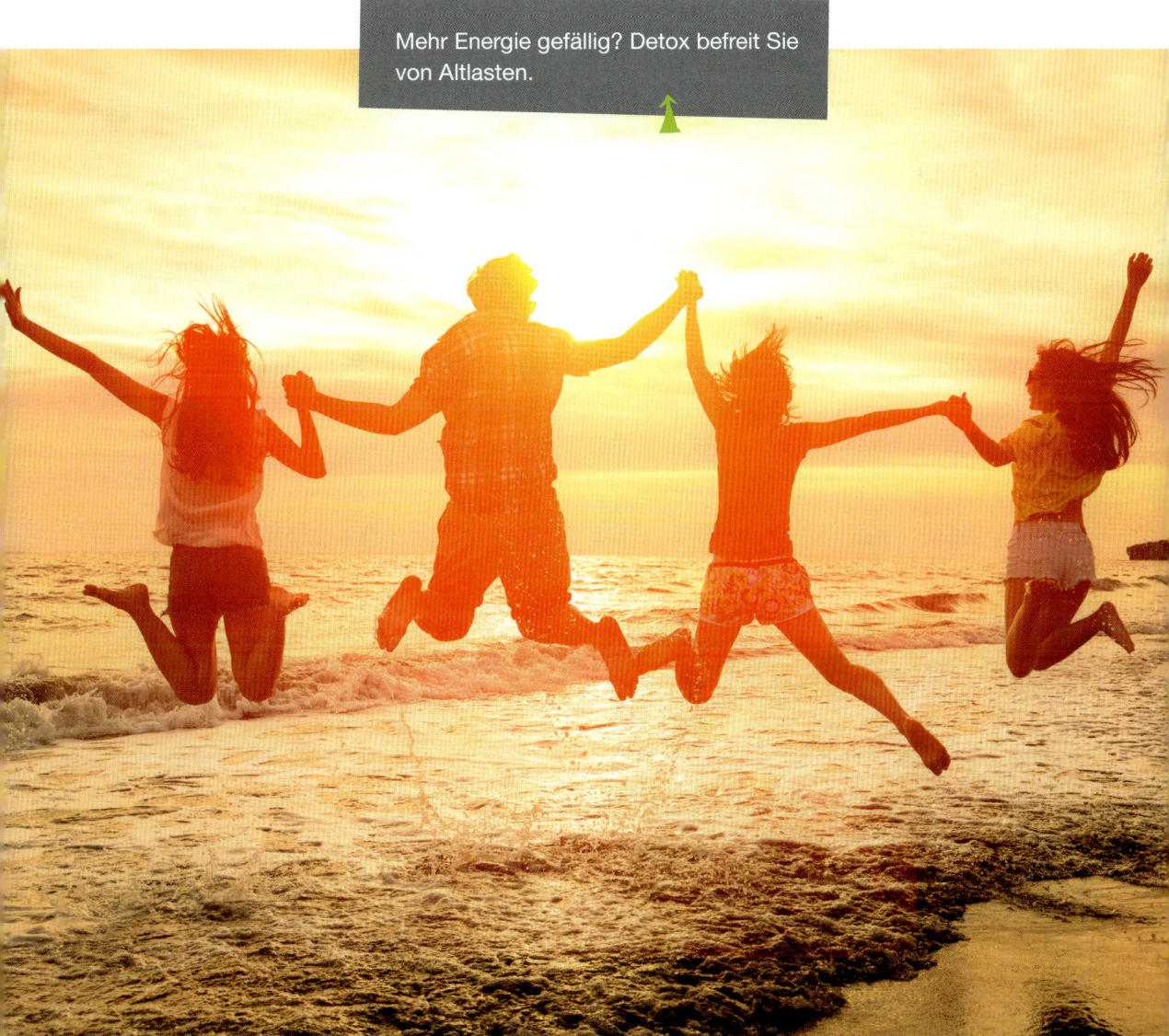

GESUNDHEITSBEWUSSTE ERNÄHRUNG

Für den Erfolg eines Detox-Programms ist die richtige Ernährung ausschlaggebend. Lassen Sie die Finger von Wohlstandsgiften und streichen Sie deshalb industriell gefertigte Lebensmittel, Zucker, Weizenprodukte und tierisches Eiweiß von Ihrem Speiseplan! Nehmen Sie ausschließlich naturbelassene, frische Nahrungsmittel zu sich. Auf diese Weise belasten Sie Ihre Verdauung und den Organismus nicht unnötig. Es gibt außerdem eine Reihe von Lebensmitteln, die entgiftende Wirkung haben und somit eine innerliche Reinigung zusätzlich unterstützen (siehe weiter unten).

Detox bringt Ihren Körper in Balance und bedeutet Gleichgewicht auf allen Ebenen. Dementsprechend ausgewogen sollte auch die Ernährungsweise sein. Mit frischem Obst und Gemüse, heilkräftigen Kräutern sowie verschiedenen Nahrungsergänzungsmitteln wie Acaibeere oder Chlorella versorgen Sie Ihren Körper mit allem, was er braucht. Nutzen Sie die Möglichkeit, Ihre Geschmacksknospen zu stimulieren und verwöhnen Sie Ihren Gaumen mit der Vielfalt an Geschmäckern, die uns die Natur bietet.

Detox-Alternativen

Zucker Kokosblütenzucker, Stevia, Birkenzucker
Weizen Amaranth, Buchweizen, Dinkel, Emmer, Hirse, Quinoa, Roggen
Milch Hafermilch, Mandelmilch, Reismilch
Käse Nuss-Käse

Diese Nahrungsmittel fördern Ihre Entgiftung

In pflanzlichen Lebensmitteln stecken unglaubliche Kräfte, die oftmals unterschätzt werden. Sie stärken Körper und Psyche und sind maßgeblich für eine optimale Gesundheitspflege. Einige weisen zusätzlich entgiftende Wirkeigenschaften auf und sollten deshalb regelmäßig verzehrt werden – insbesondere während einer Detox-Kur.

So sorgen Knoblauch, Ingwer, Rote Bete, Zitronen, Kürbiskerne, Petersilie und Karotten für ein reines Hautbild. Einen günstigen Einfluss auf die Lunge haben beispielsweise Ingwer, Thymian, Walnüsse, Zwiebeln, Aprikosen, Kürbis, Mandeln und Olivenöl. Birnen, Orangen, Nüsse, Feigen, Pflaumen, Bananen, Rote Bete, Minze und Fenchelsamen entschlacken gezielt den Darm. Die Leber profitiert von den Kreuzblütlern Brokkoli, Rucola und Kohl, Artischocke, Spargel und Grapefruit. Und wenn Sie Ihrem Lymphsystem etwas Gutes tun möchten, essen Sie Möhren, Zitronen, Ananas, Äpfel oder Shiitake-Pilze. Nachfolgend wird Ihnen eine Auswahl von entgiftungsfördernden pflanzlichen Lebensmitteln vorgestellt, und Sie erfahren, weshalb sie so wichtig für unsere Gesundheit sind.

Bio-Produkte sind eine gesunde Investition!

Unser Obst und Gemüse kommt häufig mit schädlichen Düngemitteln, Schwermetallen, Pestiziden und anderen Schadstoffen in Kontakt. Aus diesem Grund sind Produkte in Bio-Qualität zu empfehlen, da hier die Belastung geringer ausfällt oder im Optimalfall sogar ganz wegfällt. Außerdem weisen biologisch angebaute Produkte eine höhere Nährstoffdichte auf.

Obst

Obst ist neben Gemüse die Grundlage der Detox-Ernährung. Schlacken und Toxine können, wenn man viel Obst isst, besser ausgeschwemmt werden, da Obst überwiegend aus Wasser besteht. Viele Obstsorten weisen entgiftende Wirkeigenschaften auf, was die innere Reinigung zusätzlich unterstützt. Darüber hinaus versorgen sie uns mit zahlreichen Nährstoffen. Greifen Sie nur zu reifen Früchten und achten Sie auf naturbelassene Qualität.

Beeren sind wahre Gesundheitswunder. Sie reinigen von innen, versorgen den Körper mit Antioxidanzien und schützen ihn so vor zahlreichen Gesundheitsproblemen. Beim Sammeln von wilden Beeren sollten Sie allerdings vorsichtig sein, da sie von den Eiern des Fuchsbandwurms befallen sein könnten. Nicht zuletzt deshalb sollten Sie sie vor dem Verzehr stets sehr sorgfältig waschen und gegebenenfalls erhitzen.

- **Blaubeeren** helfen beim Fettzellenabbau und fördern die Entgiftung. Sie enthalten den Farbstoff Anthocyan und Gerbstoffe, weshalb sie antientzündlich wirken. Die Beeren, die auch Heidelbeeren genannt werden, punkten mit Vitamin C und B-Vitaminen, regulieren die Verdauung und wirken so beispielsweise gegen Durchfall. Darüber hinaus regen sie die Blutbildung an. Nicht zu unterschätzen ist vor allem ihre krebshemmende Wirkung.
- **Brombeeren** haben im August Saison. Ihre heilkräftigen Blätter kann man schon ab April bis September sammeln. Die Früchte sind

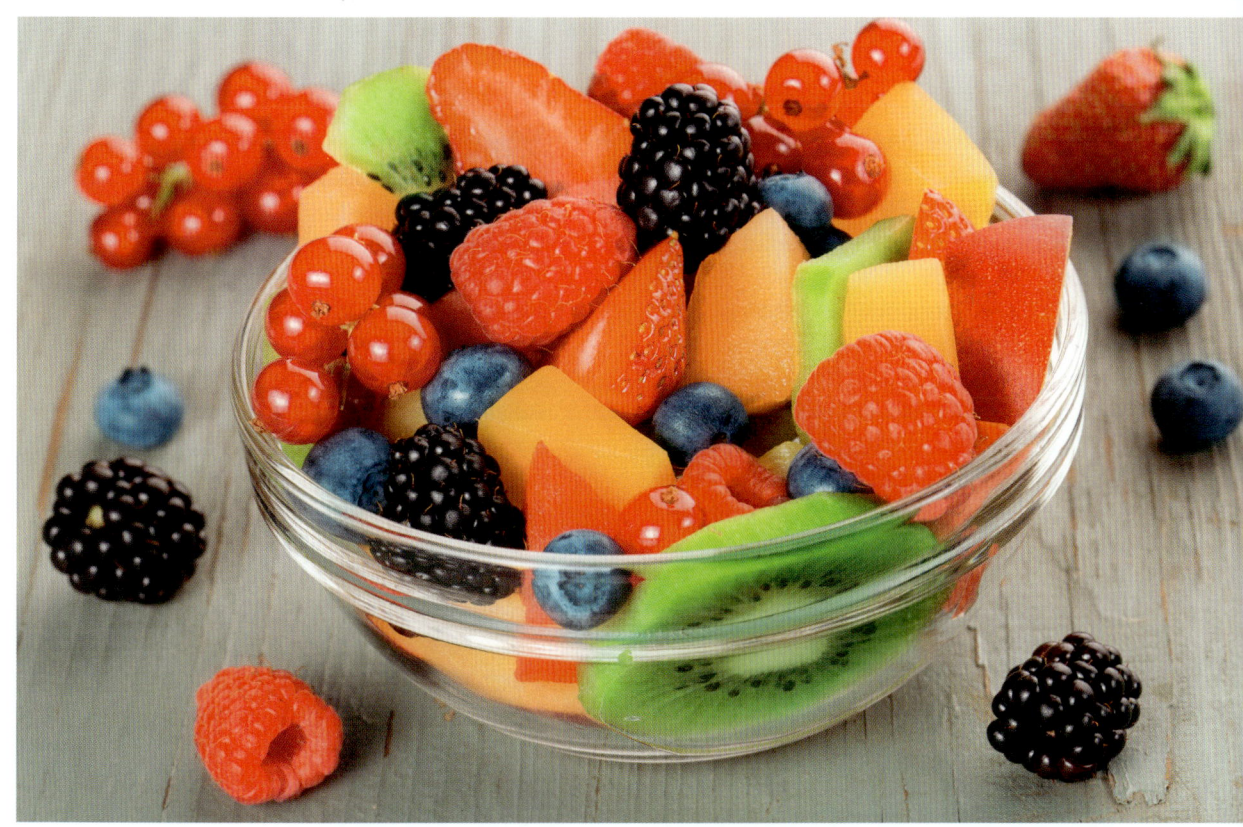

reich an Calcium, Magnesium und Kalium. Sie reinigen das Blut und treiben die Harnproduktion an, weshalb sie Detox-Kuren sinnvoll unterstützen. Darüber hinaus helfen sie bei Entzündungen im Mund- und Rachenraum, bei Fiebererkrankungen und Verdauungsstörungen wie Durchfall und Sodbrennen. Brombeersaft lindert Husten. In der Naturheilkunde benutzt man die Blätter und die Früchte.

- **Erdbeeren** werden in der Phytotherapie bei Blasensteinen, Leberproblemen oder auch bei Verstopfung angewendet. Sie reinigen das Blut und wirken harntreibend. Darüber hinaus sollen sie bei Nierensteinen helfen, Blutarmut vorbeugen und Darmbeschwerden lindern. Sie sind reich an Vitamin C, Calcium, Folsäure, Kalium, Eisen und Phosphor. Naturheilkundler setzen Blätter, Kraut und Früchte zu Heilzwecken ein.

- **Gojibeeren** unterstützen Entgiftungsvorgänge, wirken antioxidativ und antientzündlich. Sie enthalten jede Menge sekundäre Pflanzenstoffe, essenzielle Fettsäuren sowie reichlich Aminosäuren. Zudem weisen sie eine hohe Konzentration an Vitamin A, C, E und B-Vitaminen auf. Dank ihres hohen Eisengehalts können bereits 50 Gramm getrocknete Gojibeeren den halben Tagesbedarf an Eisen decken.

  In Deutschland kennt man die Beere auch unter den Bezeichnungen Wolfsbeere oder Bocksdornbeere. Der Geschmack chinesischer Sorten ist sehr süß und erinnert an Kirschen oder Cranberrys (Moosbeeren). Je nach Anbaugebiet kann ihr Aroma allerdings stark variieren. Da die kleinen Wunderwaffen starke basische Wirkung haben, helfen sie, den Säure-Basen-Haushalt in Balance zu halten. Darüber hinaus haben sie eine günstige Wirkung auf die Darmflora.

- **Himbeeren** bringen den Säure-Basen-Haushalt ins Gleichgewicht, reinigen das Blut, wirken schweißtreibend und schützen die Zellen. Sie sind randvoll mit Eisen, Phosphor und B-Vitaminen. Sie enthalten auch reichlich

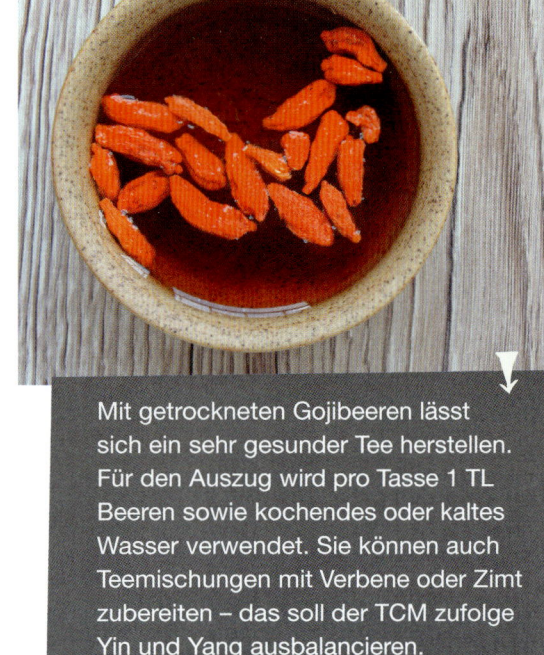

Mit getrockneten Gojibeeren lässt sich ein sehr gesunder Tee herstellen. Für den Auszug wird pro Tasse 1 TL Beeren sowie kochendes oder kaltes Wasser verwendet. Sie können auch Teemischungen mit Verbene oder Zimt zubereiten – das soll der TCM zufolge Yin und Yang ausbalancieren.

Antioxidanzien, die potente Radikalenfänger sind. Durch Anthocyan-Farbstoffe können sie Krebs vorbeugen. In der Naturheilkunde werden ihre Blätter und natürlich die Beeren eingesetzt.

- **Holunderbeeren** reinigen das Blut, stärken das Immunsystem und können aufgrund ihrer schleimlösenden Wirkung bei Bronchitis, Reizhusten, Nasennebenhöhlenentzündung sowie Erkältung Abhilfe schaffen. Darüber hinaus hemmen sie Entzündungen und wirken schweißtreibend. In ihnen stecken viele Flavonoide und ätherische Öle, Vitamine und Mineralstoffe wie z. B. Folsäure. Neben den Beeren benutzt man in der Phytotherapie auch die Blüten.

- **Stachelbeeren** bestechen durch ihre entgiftende und entwässernde Wirkung. Sie reinigen den Darm und weisen eine hohe Konzentration an Mineralstoffen auf. Vor allem ihr Siliziumgehalt ist beachtlich, weshalb sie eine günstige

Wirkung auf das Bindegewebe haben. Daneben überzeugen sie mit jeder Menge Vitamin C und sekundären Pflanzenstoffen. Im Ayurveda sind sie Bestandteil der sogenannten „Frühjahrskur". Hier sollen sie die Verdauung und die Blutfettwerte günstig beeinflussen.

• **Papayas** liefern Papain, das den Stoffwechsel aktiviert. Sie enthalten außerdem reichlich Vitamin A, C, E, B-Vitamine, Betacarotin, Calcium, Magnesium, Folsäure, Selen, Eisen, Phosphor und Kalium. Papayas können den Säure-Basen-Haushalt ausbalancieren. Antioxidanzien fangen freie Radikale ab. Inhaltsstoffe der Papaya können Verdauungsstörungen wie Blähungen, Verstopfung oder Magenverstimmungen günstig beeinflussen und wirken ausschwemmend bei Ödemen. Die Samen sollten Sie nicht wegwerfen: Ihre Gesundheitswirkungen sind nicht zu

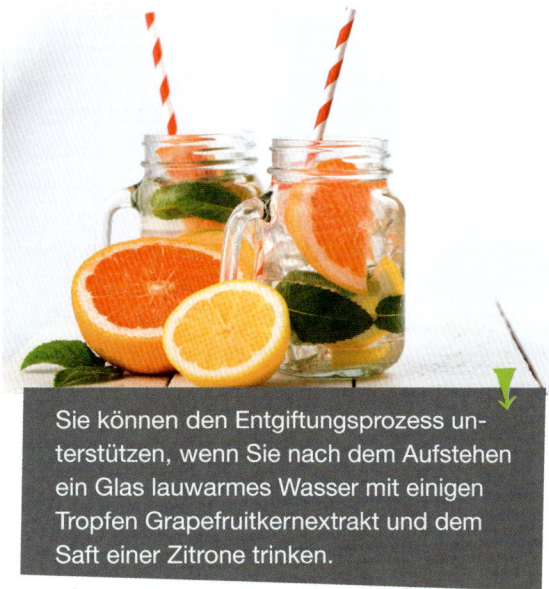

Sie können den Entgiftungsprozess unterstützen, wenn Sie nach dem Aufstehen ein Glas lauwarmes Wasser mit einigen Tropfen Grapefruitkernextrakt und dem Saft einer Zitrone trinken.

Ein Glas Wasser mit Holundersaft und dem Saft einer Zitrone regt die Funktion der fettfressenden Wachstumshormone an und neutralisiert gelöste Schlacken.

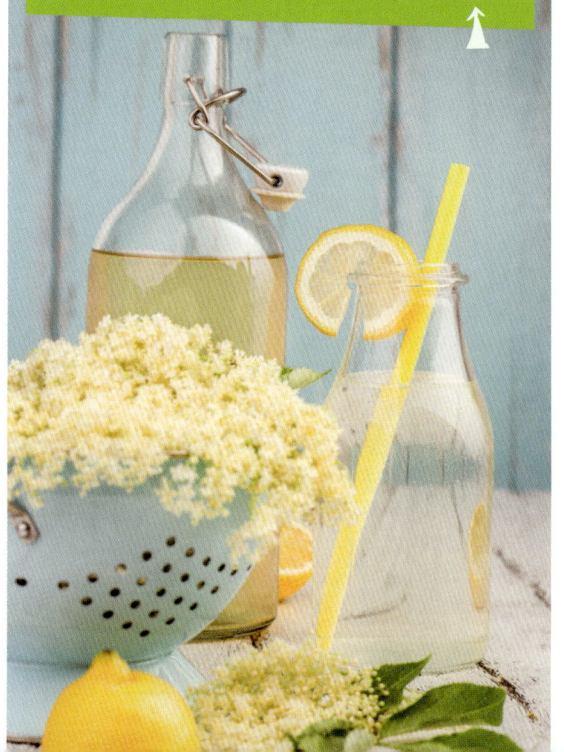

verachten. Sie helfen bei Durchfall, fördern die Verdauung und sollen Wechseljahrs- und Menstruationsbeschwerden lindern. Man kann sie entweder mitsamt der Frucht frisch zu sich nehmen oder trocknen und mit der Pfeffermühle über verschiedenste Gerichte geben. Der Geschmack erinnert an Kresse.

• **Wassermelone** stärkt das Immunsystem, da sie reich an Vitamin A und C ist. Sie besteht größtenteils aus Wasser und ist ein echtes Detox-Wundermittel. Darüber hinaus enthält sie Natrium, das eine entwässernde Wirkung hat. Außerdem verbessern Inhaltsstoffe der Wassermelone die Konzentrationsfähigkeit und wirken stimmungsaufhellend.

• **Zitrusfrüchte** enthalten reichlich Mineralstoffe wie Calcium, Kalium und Phosphor, Vitamine (vor allem Vitamin C und B-Vitamine) und Flavonoide. Letztere beeinflussen die Leber und ihre Entgiftungsenzyme günstig. Darüber hinaus stärkt das enthaltene Calcium die Knochen und hält die Zähne gesund – zu viel Säure kann aber wiederum den Zahnschmelz angreifen! Zitrusfrüchte verbessern die Fettverdauung, regeln den Cholesterinspiegel und wirken antioxidativ.

Gemüse

Artischocke, Blattgemüse, Rote Bete und Sellerie kurbeln nicht nur die Entgiftung an, sondern haben zudem einen günstigen Einfluss auf unsere Organfunktionen. Ihre Kraft liegt wie bei allen Pflanzen in der Komposition von heilkräftigen Stoffen, die bei isolierten Wirkstoffen in Kapsel- oder Tablettenform nicht gewährleistet ist.

- **Artischocken** regen den Gallenfluss an, beeinflussen den Fettstoffwechsel günstig, regenerieren, schützen und stärken die Leber. Sie wirken krampflösend, entzündungshemmend, senken den Cholesterinspiegel und den Blutzucker. Bitterstoffe regen Magensaftsekretion und Verdauung an. Darüber hinaus beschleunigt das Blütengemüse die Ausscheidung von Schadstoffen. Bevorzugen Sie frische Artischocken, die im Sommer und im Herbst erhältlich sind.

- **Blattgemüse** sind verschiedenste Gemüsearten, deren Blätter oder Stiele verzehrt werden. Dazu gehören Kohlsorten wie Rosenkohl, Grünkohl, Weißkohl und Rotkohl, Spinat, Salate wie Kopfsalat, Chicorée oder auch Rucola. Bis auf einige Ausnahmen sind Blattgemüse grün und enthalten jede Menge Chlorophyll, das die Ausleitung von Toxinen fördert, Ballaststoffe, Aminosäuren, die Vitamine A und C, B-Vitamine, Carotinoide, Betacarotin, Mineralstoffe wie Calcium, Kalium, Magnesium, Natrium, Phosphor und Spurenelemente wie Mangan und Zink. Blattgemüse beeinflussen das Immunsystem günstig und wirken blutreinigend.
Vor dem Verzehr sollte Blattgemüse gründlich gewaschen werden, da vor allem die äußeren Blätter Nitrate und Schadstoffe aus der Umwelt enthalten können.

- **Rote Bete** ist reich an Vitaminen (Provitamin A, Vitamin B12, Folsäure und Vitamin C) und Mineralstoffen wie Calcium, Kalium, Natrium, Magnesium, Phosphor, Eisen und Jod. Sie regt die Blutbildung und die Gallensekretion

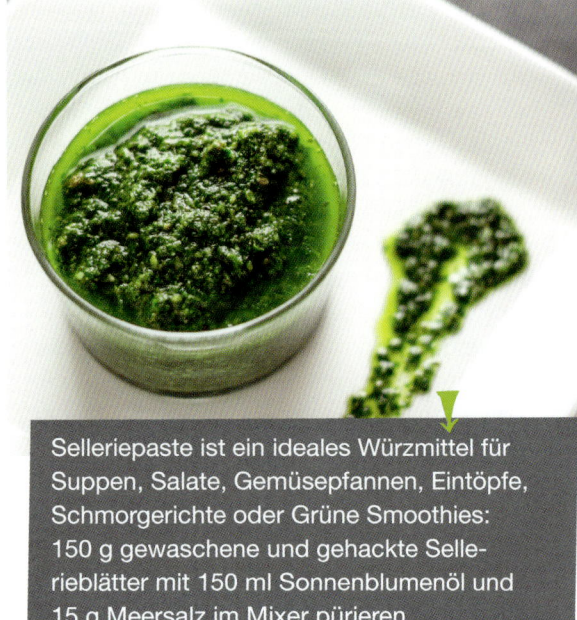

Selleriepaste ist ein ideales Würzmittel für Suppen, Salate, Gemüsepfannen, Eintöpfe, Schmorgerichte oder Grüne Smoothies: 150 g gewaschene und gehackte Sellerieblätter mit 150 ml Sonnenblumenöl und 15 g Meersalz im Mixer pürieren.

an und aktiviert das Immunsystem gegen Darmerkrankungen und Krebs. Rote Bete hilft bei Darmbeschwerden, fördert die Entgiftung, stärkt das Immun- und Herz-Kreislauf-System sowie die Leber.

- **Staudensellerie und Knollensellerie** unterscheiden sich zwar geschmacklich, verfügen aber beide über eine hohe Nährstoffdichte, die dabei hilft, die Nieren gesund zu erhalten. Sellerie beruhigt das Nervensystem. Die alkalische Wirkung hilft dabei, den Säure-Basen-Haushalt im Gleichgewicht zu halten. Vor allem Staudensellerie ist für seine entschlackenden Eigenschaften bekannt. Sellerie liefert viel Natrium sowie Kalium, was den Flüssigkeitsumsatz im Körper reguliert, Wasseransammlungen reduziert und Giftstoffe herausspült. Sellerie ist ein starkes Antioxidans, da er reichlich Vitamin C und Betacarotin sowie sekundäre Pflanzenstoffe enthält. Er schützt den Verdauungstrakt und wirkt entzündungshemmend. In der Traditionellen Chinesischen Medizin wird er für seine blutdrucksenkende Wirkung geschätzt.

Kräuter und Gewürze

Kräuter und Gewürze sind ein Geschenk der Natur. Sie verleihen jedem Gericht eine besondere Note und man kann wunderbare Heiltees aus ihnen zubereiten (siehe dazu S. 86). Außerdem befördern sie Schlacken und Gifte aus dem Organismus und sollten deshalb regelmäßig auf dem Speiseplan stehen.

- **Brennnesseln** haben eine starke harntreibende Wirkung, aktivieren den Stoffwechsel und die Nierenfunktion. Darüber hinaus reinigen und regenerieren sie das Verdauungssystem. Das Kraut ist für seine entgiftenden und blutreinigenden Eigenschaften bekannt.
  Brennnesseln enthalten reichlich Vitamin C, Provitamin A, Kalium, Calcium, Eisen, Magnesium, Chlorophyll und Proteine. Sie helfen bei Atemwegserkrankungen, Magenschwäche, Appetitlosigkeit, Verdauungsstörungen wie Durchfall oder Verstopfung, Rheuma, Gicht und Harnwegserkrankungen. Sammelzeit ist von März bis August.
- **Ingwer** unterstützt die Entgiftung, stärkt die Abwehr und hilft gegen Koliken, Blähungen, Fieber, Erkältung, Asthma, Husten, Magen-Darm-Krämpfe, Durchfall, Erbrechen und Übelkeit. Er wird seit Jahrtausenden in traditi-

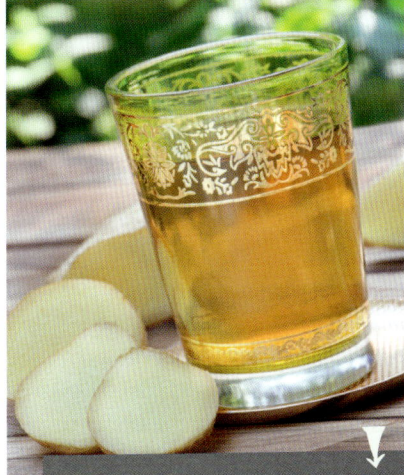

Ingwer-Kurkuma-Pfeffer-Tee entgiftet und stärkt das Immunsystem: Eine Mischung aus ½ Teelöffel Kurkuma, 1 kleinen Stück Ingwer und 3 schwarzen Pfefferkörnern herstellen, mit 250 ml kochendem Wasser überbrühen, 7 Minuten ziehen lassen und abseihen. Bei Bedarf mit Honig süßen.

onellen medizinischen Systemen wie der TCM oder dem Ayurveda zu Heilzwecken eingesetzt und ist in vielen Kulturen fester Ernährungsbestandteil.

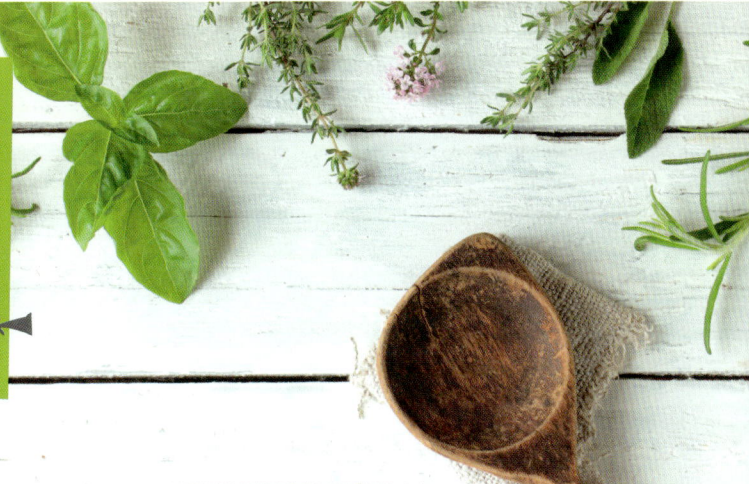

Kräuter sind aus der Küche nicht wegzudenken. Manche wachsen wild und man kann sie bei einem Spaziergang im Wald oder auf Wiesen ganz einfach sammeln. Andere Kräuter können Sie wiederum problemlos in Töpfen kultivieren oder frisch auf dem Markt kaufen.

- **Koriander** ist ein uraltes Würz- und Heilmittel. Das Grün entgiftet und kann Schwermetalle in Gehirn und Nervengewebe neutralisieren, sie aber nicht ausleiten. Daher ist der Verzehr in diesem Fall nur sinnvoll, wenn gleichzeitig bindende und ausleitende Nahrungsergänzungsmittel wie Heilerde oder Chlorella-Algen eingenommen werden. Koriander schützt vor Harnwegsinfektionen und lindert Fieber, Übelkeit und Verdauungsstörungen. Korianderblätter liefern antioxidative Carotinoide, Vitamine wie Folsäure, B-Vitamine, A und C, Mineralstoffe wie Kalium, Calcium, Mangan, Eisen und Magnesium sowie wertvolle ätherische Öle. Auch die Korianderfrüchte werden im Ayurveda und in der traditionellen Medizin bei Durchfall, Appetitlosigkeit, krampfartigen Beschwerden im Verdauungstrakt sowie Mund- und Hautgeschwüren verabreicht. Allerdings unterscheidet sich ihre chemische Zusammensetzung etwas von der der Blätter, weshalb ihre Wirkeigenschaften verschieden sind.
- **Kurkuma** wirkt entgiftend und enthält den wertvollen Wirkstoff Curcumin. Es hat krebshemmende Wirkung und viele weitere positive Wirkeigenschaften: Kurkuma senkt den Cholesterinspiegel, wirkt schmerzstillend und beugt Alzheimer, Diabetes und Knochenabbau vor. Da Curcumin nur in kleinen Mengen im Magen-Darm-Trakt absorbiert wird, empfiehlt es sich, Kurkuma vor dem Verzehr in Öl zu erhitzen. Das erhöht die Bioverfügbarkeit. Weitere wichtige Komponenten sind ätherische Öle, Polysaccharide und Kaffeesäure, die vor Magenkrebs schützt.
- **Löwenzahn** wird bei Rheuma, Durchfall, Magengeschwüren, Kreislaufproblemen und chronischen Atemwegsentzündungen empfohlen. Er hält die Verdauung auf Trab und hat anregende Wirkung auf Leber und Nieren. Löwenzahn reinigt das Blut und wirkt harntreibend – also ein gerade für Detox-Kuren empfehlenswertes Kraut. Löwenzahn enthält Triterpene, Sterole, Flavonoide und Cumarine. Zudem verfügt er über einen hohen Kaliumgehalt und wie andere Wildkräuter über selten vorkommende Bitterstoffe, die Entgiftungsvorgänge anregen. Erntesaison des Löwenzahns ist März/April.

Ein Salat mit Wildkräutern wie Löwenzahn, Vogelmiere oder Brennnessel ist eine vorzügliche Mahlzeit und regt die Entgiftung an.

- **Mariendistel** unterstützt die Regeneration der Leber, fördert die Neubildung von Leberzellen und schützt sie vor lebertoxischen Substanzen. Aus diesem Grund wird Mariendistel bei zahlreichen Erkrankungen und Beschwerden verordnet, die mit der Leber in Verbindung stehen – z. B. Hepatitis oder Leberschäden durch Giftstoffe. Für diesen Zweck kaut man die Samen. Eine andere Möglichkeit ist ein Heißwasserauszug (Tee) aus den gemörserten Samen, der drei Mal täglich getrunken werden sollte. Mariendistelsamen sind in Apotheken oder Reformhäusern erhältlich. Es gibt auch Fertigpräparate.

- **Vogelmiere** entfaltet ihre heilkräftige Wirkung in Blut, Sinnesorganen, Haut und Atemwegen. Sie bekämpft unter anderem Schuppenflechte, Frühjahrsmüdigkeit, Kopfschmerzen, Augen- sowie Lungenschwäche, stimuliert den Stoffwechsel, reinigt das Blut, regt die Harnproduktion an und hilft bei Gedächtnisschwäche sowie Husten. Die Hauptwirkstoffe sind Vitamin C, Kalium, Saponine und Schleimstoffe. Vogelmiere ist das ganze Jahr über verfügbar und kann deshalb jederzeit in Ihren Detox-Plan eingebaut werden.

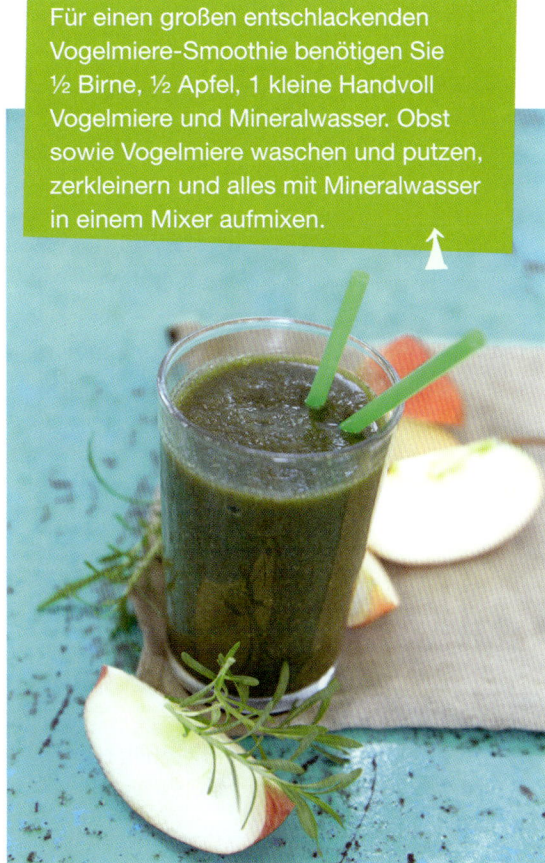

Für einen großen entschlackenden Vogelmiere-Smoothie benötigen Sie ½ Birne, ½ Apfel, 1 kleine Handvoll Vogelmiere und Mineralwasser. Obst sowie Vogelmiere waschen und putzen, zerkleinern und alles mit Mineralwasser in einem Mixer aufmixen.

Gräser

Gräser sind eine wahre Quelle der Gesundheit und vermitteln zahlreiche Heilwirkungen. Unter anderem entgiften sie, regen das Immunsystem an und wirken oxidativem Stress entgegen. Die grünen Gesundheitswunder sind zwar auch frisch erhältlich, lassen sich dann aber ohne professionellen Entsafter nur sehr schwer weiterverarbeiten. Deshalb empfehle ich, auf fertige Säfte oder Pulver in Bio-Qualität zurückzugreifen.

- **Dinkelgras** unterstützt den Körper bei der Selbstheilung, reinigt und entgiftet den Darm und soll gegen Diabetes, Schmerzen sowie zur Vorbeugung von Alzheimer-Demenz gute Dienste leisten. Dinkelgras wirkt stimmungs-

aufhellend, vitalisierend, immunstimulierend und steigert zudem die geistige und körperliche Leistungsfähigkeit. Es enthält reichlich Antioxidanzien, Aminosäuren, Proteine, Calcium, Phosphor, Kalium und Eisen. Außerdem ist es reich an Chlorophyll und B-Vitaminen (B1, B2, B3 und B17).

- **Gerstengras** beeinflusst das Immunsystem günstig und entfaltet vor allem im Darm heilkräftige Wirkungen. Dort ist es durch verschiedene Mechanismen und Inhaltsstoffe antientzündlich wirksam und aktiviert die Darmflora. Gerstengras wird insbesondere bei der Behandlung von Colitis ulcerosa (chronische

Darmentzündung) empfohlen. Darüber hinaus hilft Gerstengras, den Säure-Basen-Haushalt auszubalancieren, und entgiftet. Gerstengras enthält reichlich Antioxidanzien, Vitamin C, Vitamin B1, Zink, Calcium, Eisen, sekundäre Pflanzenstoffe und Chlorophyll. Eine weitere Komponente ist Lunasin, das die Vermehrung von Hautkrebszellen hemmt und Prostata- sowie Brustkrebs positiv beeinflussen soll.

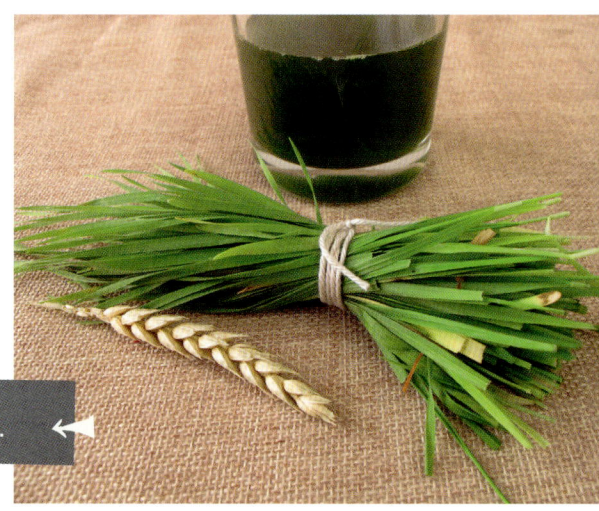

Gräser sind ein idealer Begleiter bei Detox-Kuren.

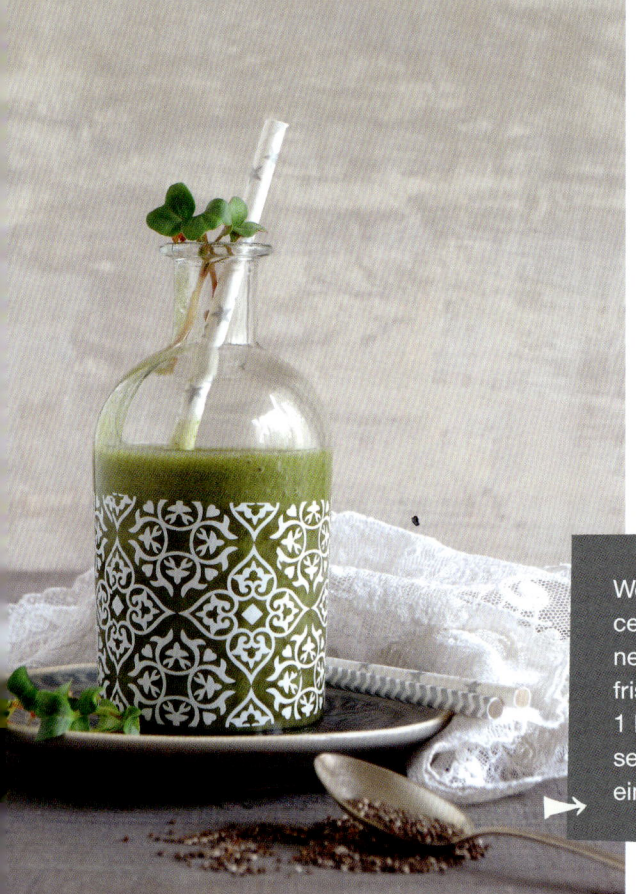

● **Weizengras** wirkt stark basisch, kann Toxine im Darm binden, senkt die Blutfettwerte und beeinflusst Anämie günstig. Darüber hinaus lindert es eine chronische Darmentzündung (Colitis ulcerosa) und die damit verbundenen Symptome. Weizengras stärkt die Abwehr, enthält jede Menge Antioxidanzien, die Vitamine C und B1, Calcium, Magnesium und Eisen. Aber auch der Proteingehalt ist beachtlich – und es punktet mit einer hervorragenden Kombination essenzieller Aminosäuren. Weitere Komponenten sind Vitamin K, Zink, Kupfer und Mangan, Selen, weitere verschiedene B-Vitamine und Lutein.

Wenn Sie Ihren Säure-Basen-Haushalt in Balance bringen möchten, ist der Weizengras-Bananen-Smoothie gerade richtig: Geben Sie 150 ml frisch gepressten Orangensaft, ½ Apfel, ½ Banane, 1 EL Weizengraspulver und etwas Radieschenkresse in einen Mixer und pürieren Sie das Ganze zu einem cremigen Smoothie.

Natürliche Nahrungsergänzungsmittel

Die Einnahme von natürlichen Nahrungsergänzungsmitteln macht während einer Detox-Kur durchaus Sinn, ist aber nicht unbedingt notwendig. Solche Mittel liefern wertvolle Nährstoffe und verfügen über entgiftende Wirkeigenschaften. Nachfolgend erfahren Sie, wie Acaibeeren, Chlorella-Alge und Hanf Ihr Entgiftungsprogramm unterstützen können.

Wichtig ist dabei, dass Sie nur solche Produkte verwenden, die frei von Konservierungs-, Farboder synthetischen Geschmacksstoffen sind und aus biologischem Anbau stammen.

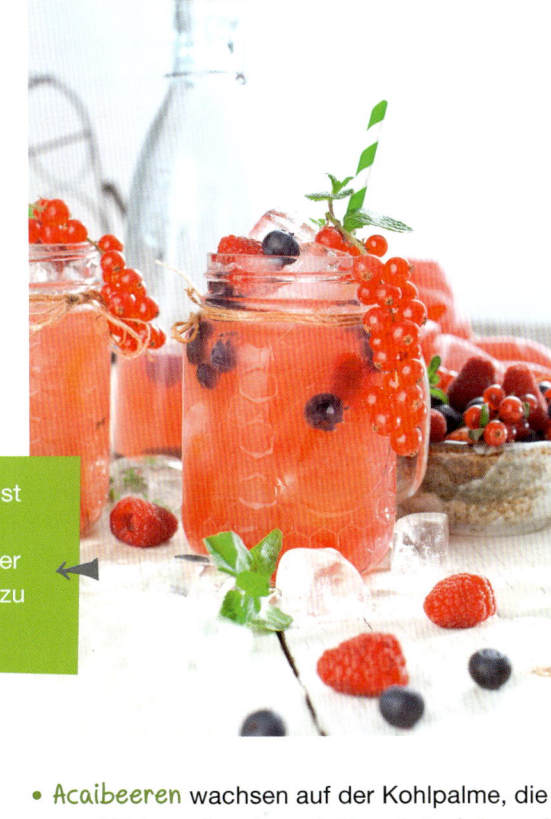

Der Grapefruit-Beeren-Gerstengras-Smoothie ist ein Toxinkiller: Einfach ½ Grapefruit, 1 reife Banane, 250 g Beeren und ½ TL Gerstengraspulver mit einigen Eiswürfeln in den Mixer geben und zu einem leckeren Smoothie verarbeiten.

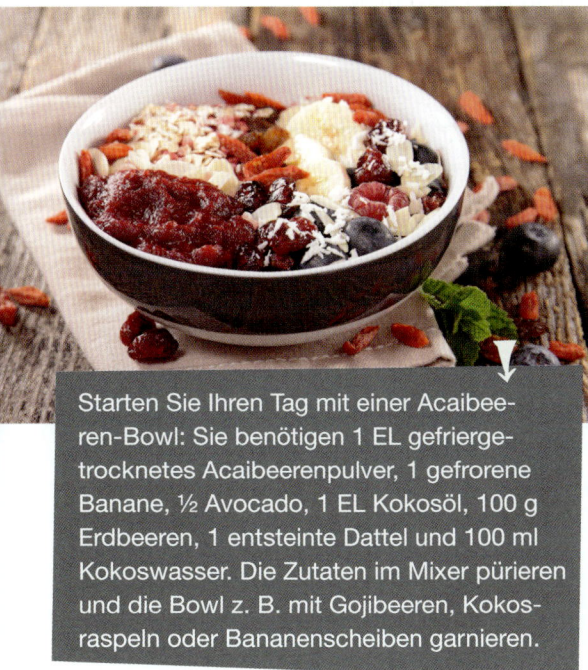

Starten Sie Ihren Tag mit einer Acaibeeren-Bowl: Sie benötigen 1 EL gefriergetrocknetes Acaibeerenpulver, 1 gefrorene Banane, ½ Avocado, 1 EL Kokosöl, 100 g Erdbeeren, 1 entsteinte Dattel und 100 ml Kokoswasser. Die Zutaten im Mixer pürieren und die Bowl z. B. mit Gojibeeren, Kokosraspeln oder Bananenscheiben garnieren.

- **Acaibeeren** wachsen auf der Kohlpalme, die aus Südamerika stammt. Verzehrt wird nur die heilkräftige Haut der Frucht, die einen erdigen Geschmack hat. Die indigenen Völker des Amazonas schätzen die Beere für ihre Heilwirkung und setzen sie bei Hautgeschwüren, Fieber und Durchfall ein. Acaibeeren kurbeln den Stoffwechsel an, beugen durch die hohe Konzentration an Antioxidanzien Zellalterung vor und fangen freie Radikale ab. Außerdem wirken sie immunstimulierend und regen die Verdauung an. Sie enthalten reichlich Calcium, Ballaststoffe, B-Vitamine, Vitamin C, D und E.

Da die Beere nach der Ernte nur 24 Stunden haltbar ist, wird sie hierzulande nur als Pulver, Saft oder gefriergetrocknet angeboten. Die Produkte lassen sich wunderbar in Smoothies einsetzen.

- **Chlorella** ist eine Mikroalge, die bereits seit etwa zwei Millionen Jahren existiert. Die Süßwasseralge kann aufgrund ihrer Nährstoffdichte Nährstoffmangel relativ rasch beseitigen. Sie enthält reichlich Ballaststoffe und Mineralstoffe wie Calcium, Eisen, Magnesium und Zink. Darüber hinaus verfügt Chlorella über jede Menge Vitamine der B-Gruppe sowie Vitamin C und Betacarotin. Sie wirkt entgiftend, regt den Stoffwechsel an, verbessert die Blutwerte und die Eiweißverwertung.

  Wie auch die Spirulina-Alge hat Chlorella einen hohen Chlorophyllgehalt. Chlorella beeinflusst die Darmtätigkeit günstig, schützt die Zellwände vor oxidativem Stress und neutralisiert Schadstoffe. Die Alge enthält ungesättigte Fettsäuren, was Herz-Kreislauf-Erkrankungen vorbeugen kann. In der Alge stecken außerdem Aminosäuren und essenzielle Fettsäuren, die der Körper nicht selbst herstellen kann. Letztere reinigen die Blutgefäße. Man kann Chlorella als Pulver oder in Form von Kapseln und Tabletten bekommen; es eignet sich wunderbar für Smoothies, Suppen oder Gebäck.

- **Hanf** fördert die Entgiftung und enthält jede Menge Mineralstoffe. Da reichlich Proteine enthalten sind, ist er gerade während einer Detox-Kur ein wertvoller Eiweißlieferant. Außerdem enthält Hanf Vitamin E sowie B-Vitamine und reichlich ungesättigte Omega-6- und Omega-3-Fettsäuren. Hanf wirkt stark antioxidativ. Man kann Hanföl in der Küche verwenden, die Samen einnehmen oder Hanf-Protein-Pulver benutzen, das aus den Samen hergestellt wird. Hanf ist gut für Salatdressings oder Smoothies geeignet.

Die ideale Zubereitung

Die schonende Zubereitung ist der Schlüssel zur gesunden und schmackhaften Küche. Die beste Nährstoffversorgung erreicht man meist mit Rohkost, allerdings steigt der Nährwert bei manchen pflanzlichen Lebensmitteln durch Garen sogar an (beispielsweise bei Tomaten). Außerdem sind Obst und Gemüse in gegartem Zustand leichter verdaulich.

Rohkost

Unter Rohkost versteht man alle Nahrungsmittel, die nicht höher als 48 °C erhitzt wurden. Einige Aspekte sprechen für Rohkost, und bis auf wenige Ausnahmen (Auberginen, Kartoffeln, getrocknete Hülsenfrüchte) kann man die meisten Gemüsesorten roh verzehren. Rohkost bringt den Enzymspiegel in Schwung, da im rohen Obst und Gemüse die Enzyme noch intakt sind. In Fett gebratene Nahrungsmittel senken dagegen den Enzymspiegel.

Frische Früchte und Gemüse haben im Rohzustand einen besonders hohen Anteil an Vitaminen, sekundären Pflanzenstoffen und anderen wichtigen Inhaltsstoffen. Diese gehen beim Garen und Kochen meist verloren. Darüber hinaus ist Rohkost reich an Ballaststoffen, die wichtig für unsere Darmgesundheit sind. Allerdings raten Experten von der reinen Rohkosternährung ab, da der Körper neben Vitaminen und Pflanzenstoffen auch Fett und Protein benötigt.

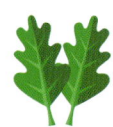

Rohkost – Küchentipps

- Rosenkohl, Brokkoli, Blumenkohl, Weiß- und Rotkohl, Lauch, Radieschen und Bohnen sowie Spargel im feuchten Tuch können einige Tage im Kühlschrank vorrätig gehalten werden; Fenchelgemüse in Papier gewickelt bis zu einer Woche; Möhren, Sellerie, Rote Bete und grüne Paprika bis zu zwei Wochen.
- Empfehlenswert sind Bioprodukte, denn: In konventionell produzierten Blattsalaten und Kohlsorten wie Rot-, Weiß-, Grün- und Blumenkohl, Wirsing und Chinakohl sowie Spinat, Rote Bete, Rettich, Radieschen, Fenchel, Sellerie und Mangold kann mehr Nitrat enthalten sein.
- Strunk und Außenblätter sollten Sie grundsätzlich nicht mitessen, da dort besonders viel Nitrat gespeichert wird.
- Nitratarme Gemüsesorten sind Rosenkohl, Hülsenfrüchte, Porree, Paprika und Gurken.

Schonend garen

Für eine effiziente Verdauung sind Enzyme und Vitalstoffe nötig, die beim Kochen und Garen mit zu hohen Temperaturen fast gänzlich eliminiert werden. Deshalb sollten Sie Gemüse nur so kurz wie möglich dämpfen oder in Öl anbraten. Generell reichen 3 bis 5 Minuten Garzeit für die Zubereitung von bissfestem und nährstoffreichem Gemüse.

Konservieren

Das Einfrieren führt bei vielen Gemüse- und Obstsorten nicht zu Verlusten an gesunden Inhaltsstoffen. Blanchieren Sie das Gemüse, bevor Sie es einfrieren. Gefriergut bewahren Sie in Plastikbehältern oder Kunststoffbeuteln gut verpackt, luftdicht verschlossen und bei mindestens −18 °C tiefgefroren auf – in Portionen von 300 bis 500, maximal 1000 Gramm.

Garen – Küchentipps

- Liegt Gemüse zu lange im Wasser, gehen wertvolle Nährstoffe verloren.
- Blanchieren (maximal drei Minuten in kochendem Wasser) verringert den Nitratgehalt in Gemüse um bis zu 50 Prozent.
- Lassen Sie gehackten oder gequetschten Knoblauch 10 bis 20 Minuten an der Luft mit Sauerstoff reagieren, so verbessern sich Aktivität und Hitzebeständigkeit der Schutzstoffe.

Tomatenkonserven – Küchentipps

- In Tomatenmark ist zehnmal mehr Lycopin enthalten als in frischen Tomaten.
- Auch Tomatenkonserven sind eine empfehlenswerte Lycopin-Quelle.
- Wer also Tomatensaucen mit Tomatenmark oder Dosentomaten zubereitet, versorgt sich mit jeder Menge Lycopin, das freie Radikale im Körper abfängt und so oxidativem Stress entgegenwirkt.

Ihre Detox-Strategie für mehr Energie

Grillen

Beim Grillen von Obst und Gemüse müssen Sie sich keine Sorgen machen. Allerdings entstehen auf dem heißen Rost Schadstoffe aus dem Eiweiß von Fisch und Fleisch. Achten Sie trotzdem stets auf die Grilltemperatur: Sie sollte nicht zu hoch sein, sonst brennt Ihr Grillgut an!

Sparsam salzen

Vermeiden Sie übermäßiges Salzen von Speisen! Die WHO empfiehlt nicht mehr als 5 Gramm Salz täglich (ein Teelöffel). Hoher Salzkonsum ist ein anerkannter Risikofaktor für zahlreiche Erkrankungen, insbesondere für Bluthochdruck, der Schlaganfall und Herzinfarkt begünstigt. Wer bewusst salzt, trägt wesentlich zur eigenen Gesundheit bei. Sie sollten außerdem nicht nur während einer Detox-Kur vom Verzehr von Fertigprodukten absehen, da hier besonders viel Salz enthalten ist.

Salz – Küchentipps

- Gehen Sie sparsam mit Salz um. Feinschmecker bevorzugen grobkörnige Natursalze für die Salzmühle. Bevorzugen Sie Salz ohne Zusätze (z. B. Jod oder Fluor).
- Statt Salz können Sie Salbei- oder Rosmarinzweige ins Nudelwasser geben. Mit ein paar Tropfen Öl und einem Spritzer Zitronensaft bekommt die fertige Pasta ein feines Aroma. Die nachträgliche Prise Salz betont den Salzgeschmack deutlicher als bei Pasta, die im Salzwasser gekocht wurde.

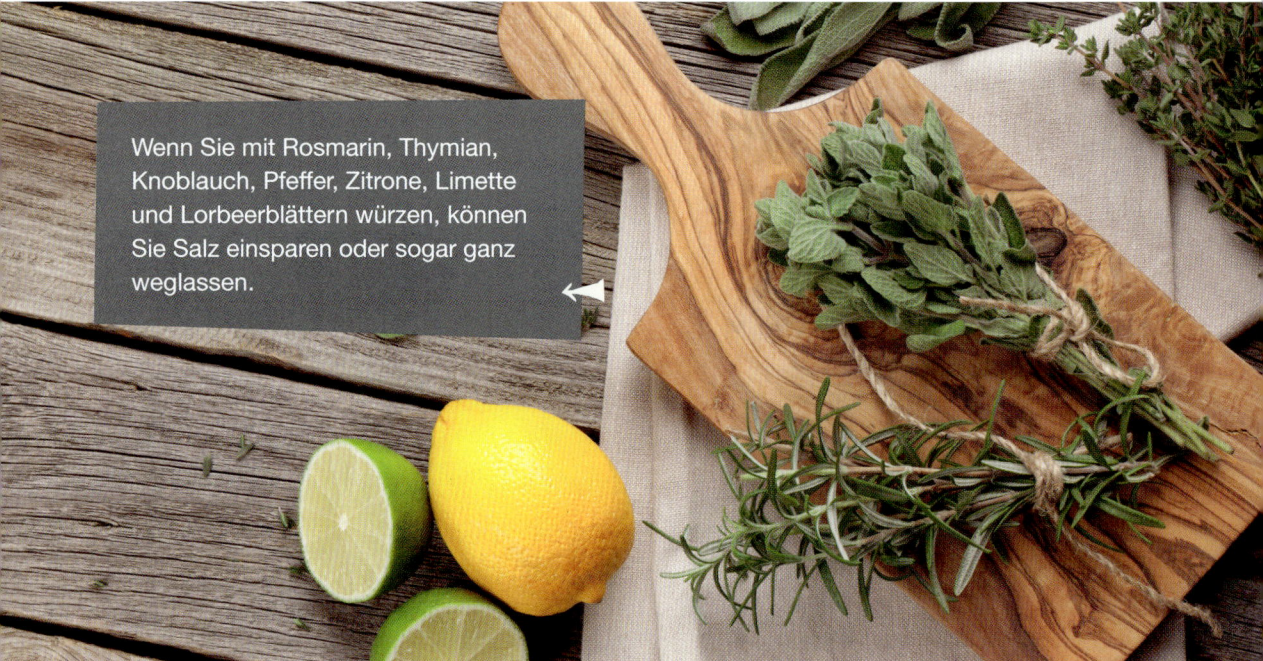

Wenn Sie mit Rosmarin, Thymian, Knoblauch, Pfeffer, Zitrone, Limette und Lorbeerblättern würzen, können Sie Salz einsparen oder sogar ganz weglassen.

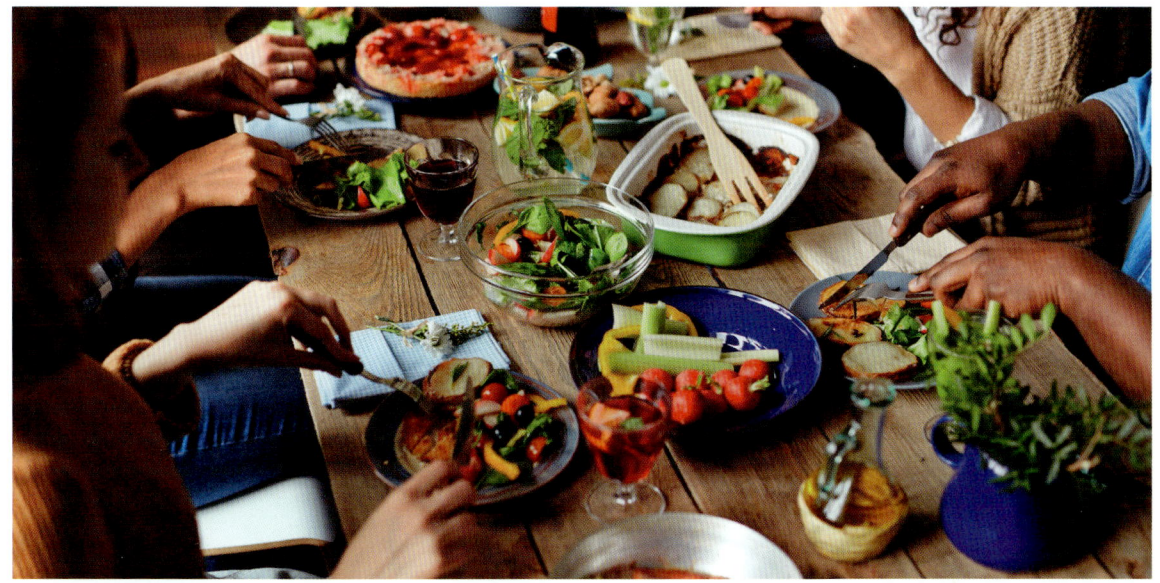

Gesunde Esskultur

Nicht nur die Zubereitung, sondern auch die Art und Weise, wie, wo und wann gesunde Lebensmittel verzehrt werden, beeinflusst deren Wirkung. Gönnen Sie Ihrem Verdauungssystem Ruhepausen und versuchen Sie, regelmäßige Mahlzeiten einzuführen. Ideal sind drei Mahlzeiten.

- Zum Frühstück wird ein warmer Brei empfohlen – das unterstützt die Verdauung und kräftigt die Milz.
- Zum Mittagessen eignen sich pflanzliche Lebensmittel mit einem hohen Proteingehalt.
- Das Abendessen sollte nicht nach 19 Uhr stattfinden, da der Körper über Nacht in den Sparmodus umschaltet. Magen und Darm haben sonst nicht mehr ausreichend Zeit für die Verdauung, und Sie schlafen unruhig.
- Wenngleich Zwischensnacks nicht unbedingt förderlich sind, können Sie hin und wieder zu naturbelassenen Lebensmitteln wie Nüssen oder Obst greifen, wenn Sie der kleine Hunger quält. Oft hilft aber auch schon ein Glas Zitronenwasser oder ein Kräutertee.

- Essen Sie nicht aus Langeweile. Bereiten Sie sich erst eine leckere Mahlzeit, wenn Sie wirklich Hunger verspüren. Zwischen den Mahlzeiten sollten mindestens fünf Stunden liegen. Im Optimalfall ist der Magen maximal bis zu zwei Dritteln gefüllt. Hören Sie deshalb in sich hinein und überessen Sie sich nicht. So viel wie nötig und so wenig wie möglich lautet die Devise. Vermeiden Sie es, beim Essen zu trinken – das verdünnt Verdauungsenzyme. 30 Minuten vor und nach dem Essen ist es allerdings in Ordnung.
- Bevorzugen Sie eine ruhige Umgebung, wenn Sie essen. Zelebrieren Sie das Essen und machen Sie es zum feierlichen Ritual. Nehmen Sie sich Zeit, lassen Sie den Fernseher oder den Computer aus. In früheren Zeiten schätzte man wohlklingende „Tafelmusik". Wenn Sie gelassen und entspannt sind, fördert dies die Verdauung. Denken Sie daran, was Ihnen Ihre Eltern vorgebetet haben: aufrechte Haltung, gezügeltes Essen und sorgfältiges Kauen – Zeit lassen, es eilt nicht. So unterstützen Sie Ihre Verdauung zusätzlich.

LECKERE DETOX-REZEPTE

Essen Sie nicht, um zu leben – leben Sie, um zu essen!

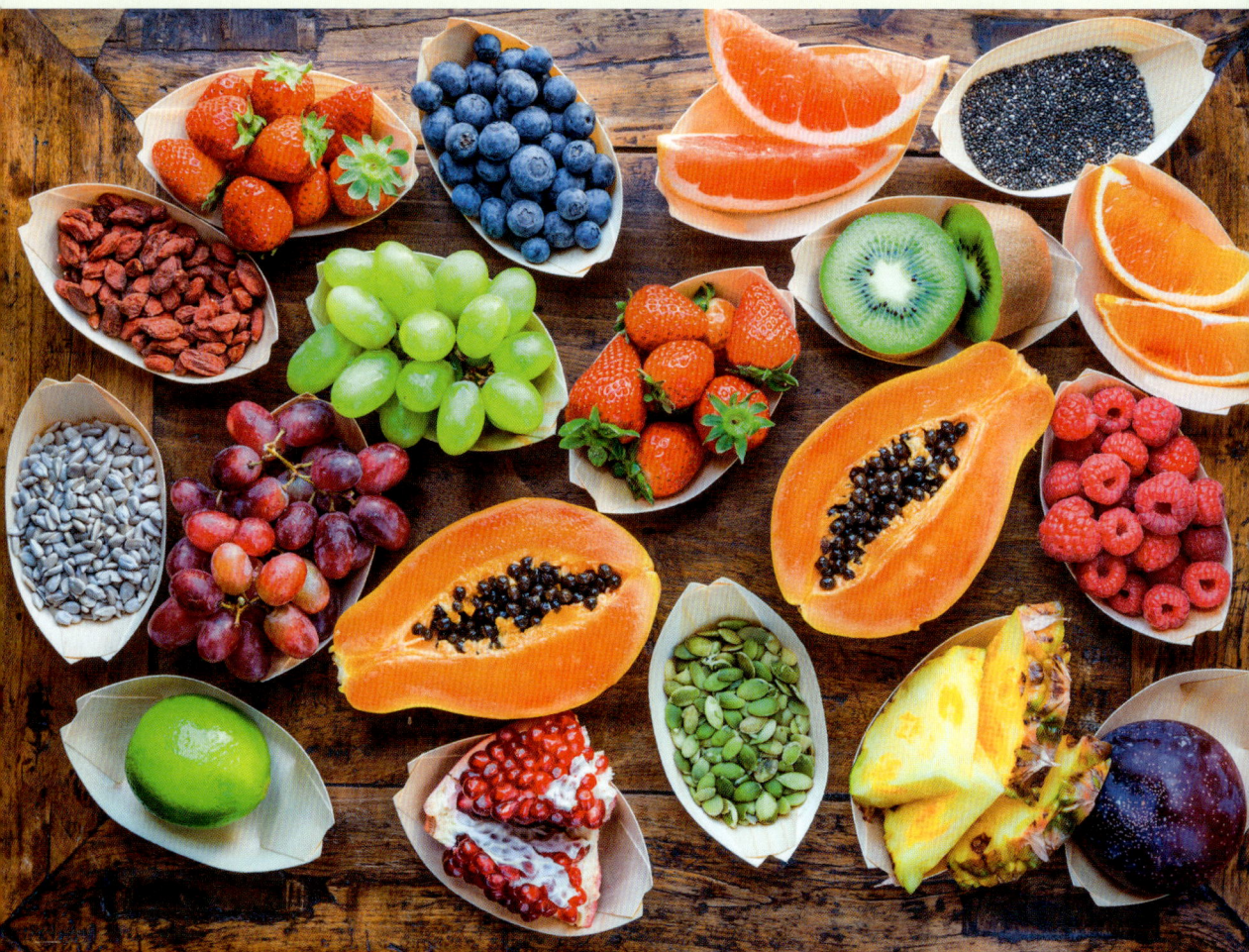

- Die erste Regel lautet: Keine abgestandenen Zutaten verwenden. Alles, was auf den Tisch kommt, sollte unbedingt frisch und von bester Qualität sein.
- Die zweite Regel lautet: Genießen Sie das Einkaufen und Zubereiten ebenso wie das Essen! Schlendern Sie über den Markt, naschen Sie sich von einem Stand zum nächsten. Wenn Sie zu Hause sind, lassen Sie Ihre Lieblingsmusik spielen und gießen sich einen Kräutertee auf. Kochen ist eine Auszeit vom Alltag!

Die nachfolgenden Rezepte erleichtern Ihnen die Umstellung auf eine Ernährung, die Sie von Schlacken und Giften befreit. Sie geben Ihrem Körper damit alles, was er braucht, um gesund zu bleiben.

Verwöhnen Sie sich mit einem köstlichen Frühstück!

Sie haben morgens kaum Zeit? Das ist der erste Fehler. Detox bedeutet, Stress hinter sich zu lassen und gelassen durchs Leben zu gehen. Stellen Sie sich also den Wecker ein halbes Stündchen vor und starten Sie ruhig und entspannt in den Tag. Die nachfolgenden Frühstücksrezepte versüßen Ihren Tagesbeginn.

RÜHREIER MIT WEIZENGRASPULVER UND SPINAT

Zutaten für 4 Personen:

6 Eier, Größe L
50 ml Sojamilch
2 TL Weizengraspulver
200 g Blattspinat
2 EL Pflanzenmargarine
grobes Meersalz (unjodiert)
frisch gemahlener Pfeffer
schwarzer Sesam zum Bestreuen

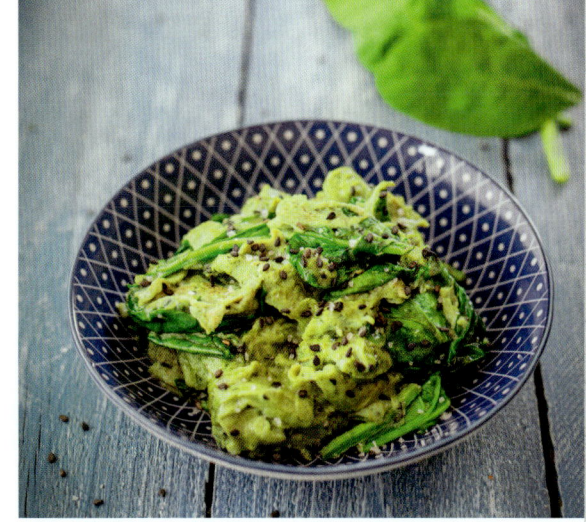

Zubereitung:

Die Eier mit der Sojamilch und dem Weizengraspulver verquirlen. Den Spinat putzen, waschen und trocken schleudern. Die Pflanzenmargarine in einer großen, beschichteten Pfanne erhitzen, den Spinat hinzufügen und unter Rühren zusammenfallen lassen. Die Eier hinzufügen und zu Rühreiern stocken lassen. Die Rühreier mit grobem Meersalz und Pfeffer würzen; in Schälchen anrichten und mit schwarzem Sesam bestreuen.

Tipp: Weizengraspulver ist in Bio-Supermärkten, Drogerien, Reformhäusern oder im Internet erhältlich.

BIRCHER MÜSLI

Zutaten für 4 Personen:
3 Äpfel
500 g Sojaquark
80 g glutenfreie Haferflocken
60 g Haselnüsse
30 g Kokoschips

Zubereitung:
Die Äpfel waschen. 2 Äpfel schälen, halbieren, entkernen, auf einer Küchenreibe fein raspeln und mit dem Quark vermengen. Den übrigen Apfel waschen, halbieren, entkernen und in kleine Würfel schneiden. Den Apfelquark in Schälchen anrichten. Die Haferflocken darauf verteilen. Die Haselnüsse grob hacken und zusammen mit den Kokoschips sowie den Apfelstückchen darüberstreuen. Sofort servieren.

Tipp: Wer sein Müsli süß mag, wählt eine süße Apfelsorte.

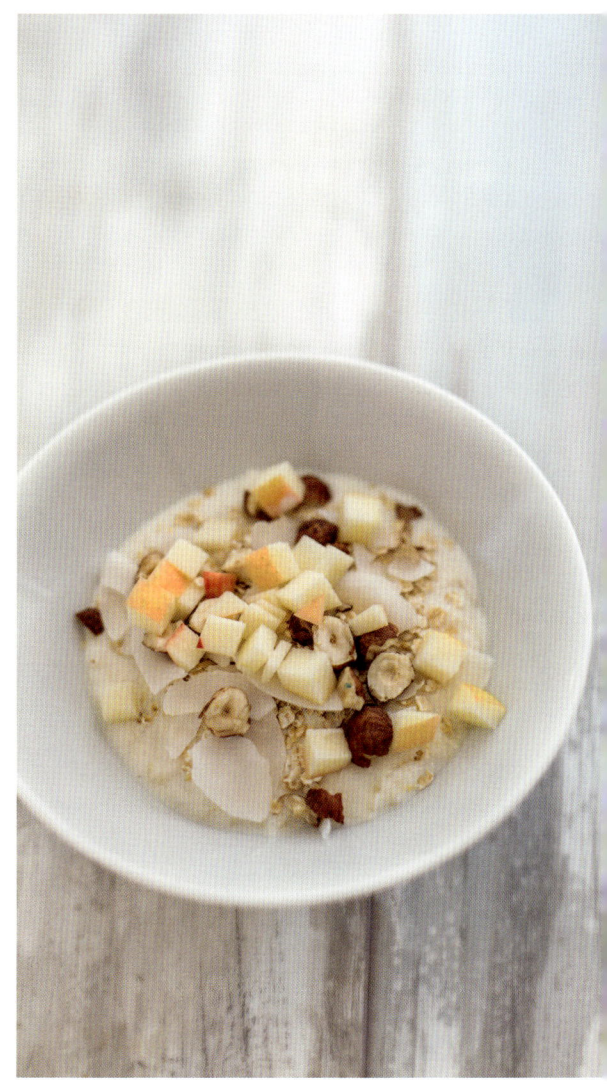

OBSTSALAT MIT INGWER UND MINZE

Zutaten für 4 Personen:
25 g Ingwer
100 ml frisch gepresster Orangensaft
600 g frisches Obst nach Angebot
(z. B. Apfel, Mango, Heidelbeeren,
Erdbeeren)
1 Handvoll frische Minze
Sternfrucht zum Garnieren
Ingwerstifte zum Garnieren

Zubereitung:
Den Ingwer schälen und auf einer
Küchenreibe fein raspeln. Mit dem
Orangensaft verrühren und 5 Stunden
oder über Nacht im Kühlschrank ziehen
lassen.
Das Obst waschen, putzen und ggf.
klein schneiden oder würfeln. Die
Minze waschen, trocken schütteln und
die Blätter in dünne Streifen schneiden.
Das Obst mit dem Orangensaft und der
Minze vermengen und in Schälchen
anrichten. Nach Belieben mit Scheiben
der Sternfrucht (Karambole) und mit
Ingwerstiften garnieren.

Tipp: Das Marinieren des Ingwers
mildert seine Schärfe. Wer es also
pikant mag, kann auf das Marinieren
verzichten.

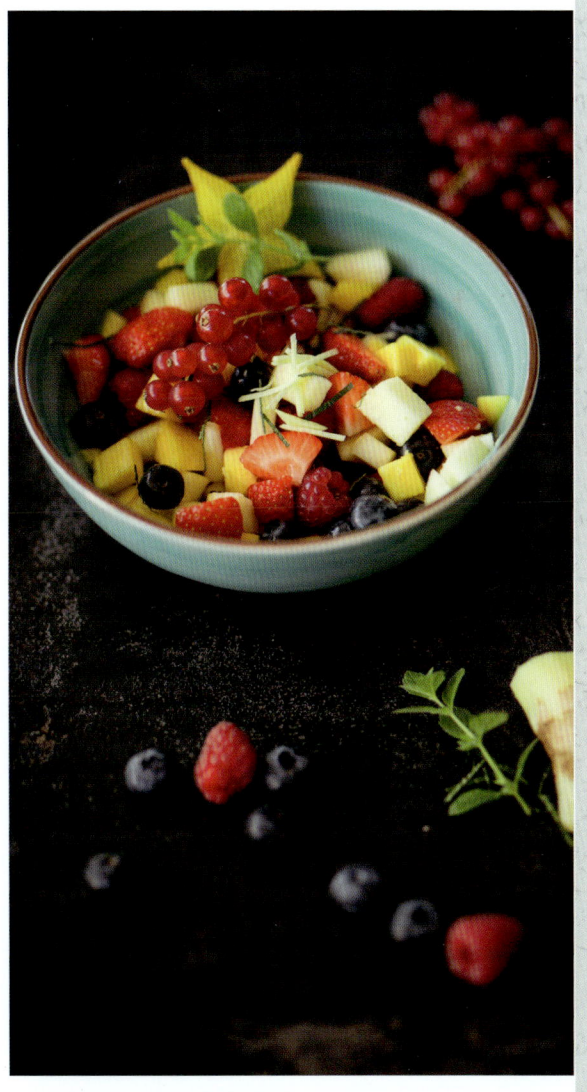

SMOOTHIE MIT BIRNE, GRANATAPFEL UND GRAPEFRUIT

Zutaten für 2 Personen:
3 weiche Birnen (z. B. Williams Christ)
2–3 Grapefruits
1 Granatapfel

Zubereitung:
Die Birnen schälen, halbieren, entkernen und etwas kleiner schneiden. Die Grapefruits waschen, trocken reiben, mit einem Messer bis auf das Fruchtfleisch schälen und die Filets heraustrennen. Die Grapefruitreste auspressen. Den Granatapfel halbieren und ebenfalls auspressen.
Birnen, Grapefruitfilets, Grapefruit- und Granatapfelsaft im Mixer fein pürieren. In Gläser gießen und sofort servieren.

Tipp: Möglichst vollreife Birnen wählen, damit nicht mehr gesüßt werden muss.

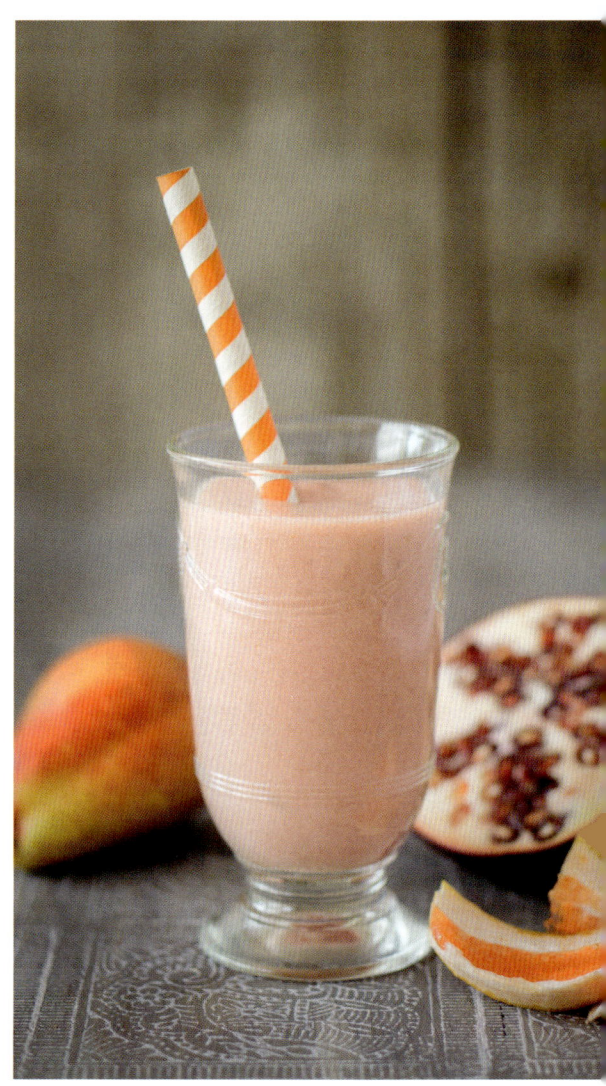

FRÜHSTÜCKSDRINK MIT GURKE

Zutaten für 2 Personen:
½ Salatgurke
50 ml Holundersirup
Saft von 1 Zitrone
250 ml Mineralwasser

Zubereitung:
Die Gurke waschen und klein schneiden. Zusammen mit dem Holundersirup, dem Zitronensaft und dem Mineralwasser im Mixer pürieren. Durch ein feines Sieb filtern und gut gekühlt genießen.

Tipp: Für 1 Liter selbst gemachten Holundersirup 4 Handvoll Holunderblüten putzen und dabei auch dickere Stiele entfernen. 500 g Zucker mit 500 ml Wasser aufkochen und zusammen mit dem Saft von 2 Zitronen kochend heiß über die Blüten gießen. Mit einem Küchentuch bedecken und 24 Stunden ziehen lassen. Durch ein Küchentuch filtern, kurz aufkochen und in einer sauberen Flasche fest verschlossen abkühlen lassen.

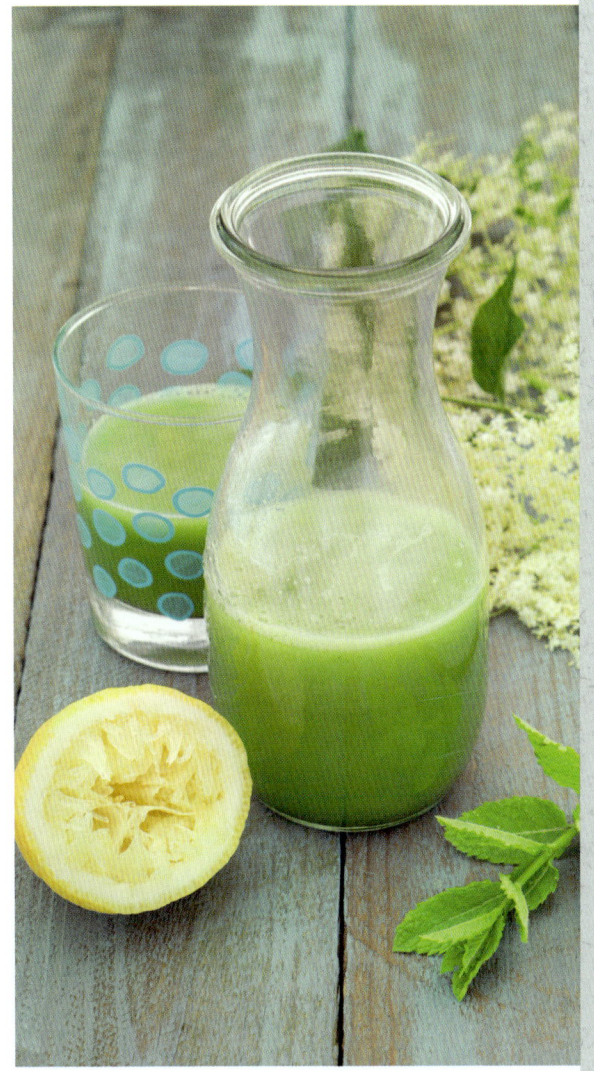

WACHSWEICHE EIER MIT AVOCADO

Zutaten für 4 Personen:
4 Eier
2 EL Sesam
1 Handvoll dunkles Basilikum
3 Avocados
Saft von 1 Limette
grobes Meersalz (unjodiert)
frisch gemahlener Pfeffer
Gartenkresse zum Bestreuen

Zubereitung:
Wasser in einem Topf zum Kochen bringen und die Eier darin ca. 6 ½ Minuten wachsweich kochen. In der Zwischenzeit den Sesam in einer trockenen Pfanne rösten. Das Basilikum waschen, trocken schütteln und auseinanderzupfen.
Die Avocados halbieren, entkernen und das Fruchtfleisch im Ganzen aus den Schalen heben. In Würfel schneiden, mit dem Limettensaft und dem Basilikum vermengen. Die Eier kurz kalt abbrausen und pellen. Die Avocadowürfel als Bett auf Tellern anrichten und die Eier darauf geben. Mit Sesam bestreuen, mit Salz und Pfeffer würzen und mit der Gartenkresse garnieren.

Tipp: Die Avocadosorte mit dem besten Geschmack ist die Sorte „Hass".

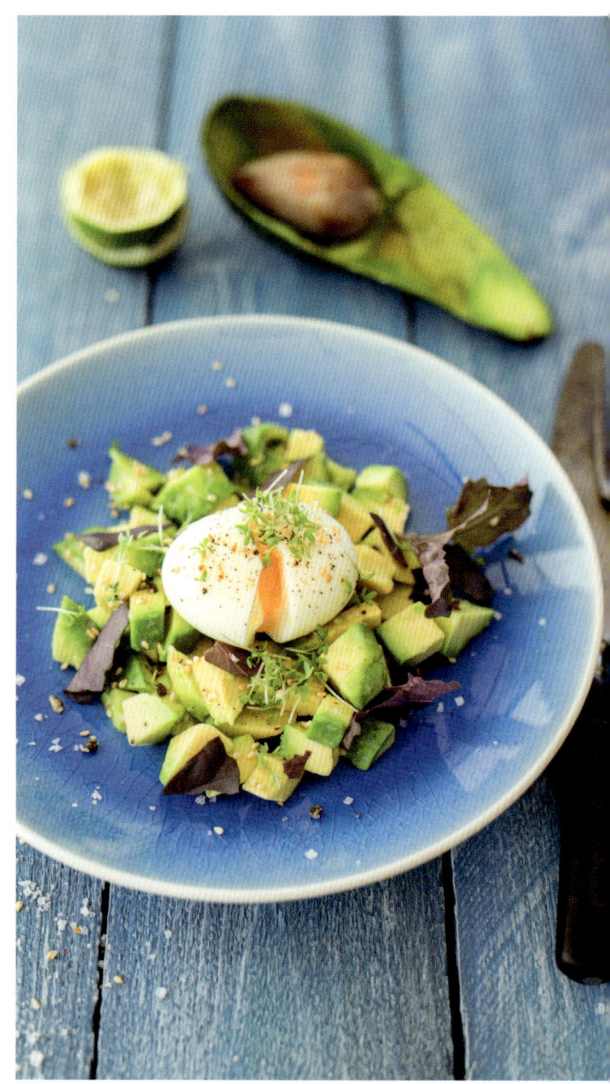

WEISSE BOHNEN MIT TOMATEN

Zutaten für 4 Personen:
250 g getrocknete weiße Bohnen
500 ml Gemüsebrühe
4 Schalotten
1 Knoblauchzehe
6 Tomaten
3 EL Olivenöl
Salz (unjodiert)
frisch gemahlener Pfeffer
2 EL grob gehackter Oregano

Zubereitung:
Die Bohnen 6 Stunden oder über Nacht in reichlich Wasser einweichen. In einem Sieb abbrausen und in der Gemüsebrühe zugedeckt bei geringer Hitze mit noch leichtem Biss garen. Gut abtropfen lassen.
Die Schalotten und den Knoblauch schälen und fein würfeln. Die Tomaten 30 Sekunden in kochendes Wasser tauchen, kalt abbrausen und die Haut abziehen. Die Tomaten halbieren, entkernen und würfeln.
Das Olivenöl in einem Topf erhitzen, die Schalotten und den Knoblauch darin glasig dünsten. Die Tomaten und die Bohnen hinzufügen und nur kurz erhitzen. Mit Salz und Pfeffer abschmecken. Nach Belieben, z. B. auf Vollkornbrot, anrichten und mit Oregano bestreuen.

Tipp: Wer die Bohnen aus Zeitgründen nicht selbst kochen möchte, verwendet 2 Dosen weiße Bohnen à ca. 400 ml. Die Bohnen können aber auch am Vortag gegart werden.

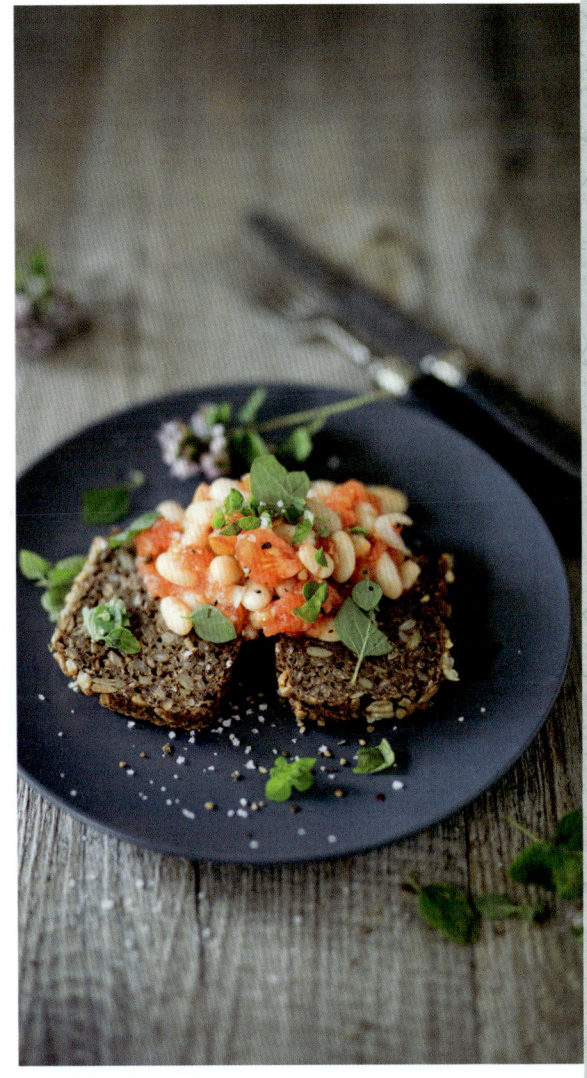

SÜSSKARTOFFEL-RÖSTI MIT POCHIERTEM EI

Zutaten für 4 Personen:
3 EL Sesam
500 g Süßkartoffeln
5 Eier
1 Eigelb
2 TL Reisstärke
Salz (unjodiert)
frisch gemahlener Pfeffer
Rapsöl zum Braten
2 EL Weißweinessig
dunkles Basilikum zum Garnieren
Kresse zum Bestreuen

Zubereitung:
Den Sesam in einer trockenen Pfanne duftend rösten. Die Süßkartoffeln schälen, auf einer Küchenreibe raspeln und mit 1 Ei, dem Eigelb und der Stärke verkneten; mit Salz und Pfeffer würzen. Etwas Rapsöl in einer großen, beschichteten Pfanne erhitzen und darin aus der Kartoffelmasse geformte Rösti von beiden Seiten goldbraun braten. In der Zwischenzeit Essigwasser zum Kochen bringen. Die restlichen Eier nacheinander aufschlagen und vorsichtig ins siedende Wasser gleiten lassen, ohne den Dotter zu verletzen. Etwa 5 Minuten pochieren; das Eigelb sollte noch weich sein.
Die Rösti auf Küchenpapier abtropfen lassen und auf Tellern anrichten. Die Eier mit einer Schaumkelle aus dem Wasser heben, abtropfen lassen und auf die Rösti betten. Mit Basilikum garnieren, mit Sesam und Kresse bestreuen.

Tipp: Die Eier vorsichtig zuerst in eine Suppenkelle, dann ins Wasser gleiten lassen; so geraten keine Eier ins Wasser, bei denen das Eigelb evtl. ausgelaufen ist.

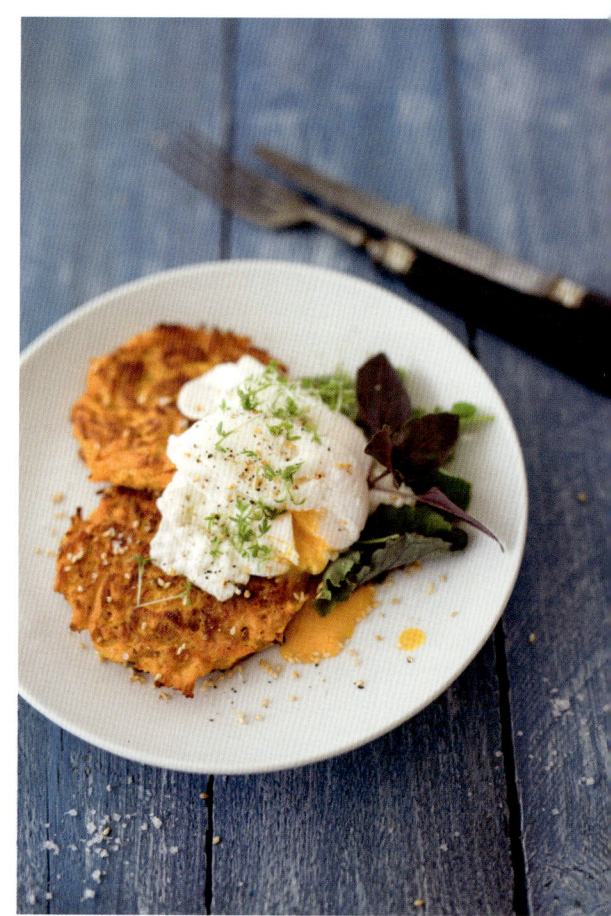

Pausen sind wichtig!

Ob zu Hause oder unterwegs: Snacks bringen Sie am Nachmittag wieder auf Trab, versorgen Sie mit Energie und stillen den kleinen Hunger.

Dabei müssen Sie nicht immer an einem Apfel herumnagen oder Mandeln naschen. Die Rezepte in diesem kleinen, aber feinen Abschnitt sind abwechslungsreich und unglaublich lecker. Sie sind bestens für zwischendurch geeignet und man kann sie kinderleicht in der Pausenbox oder in einem Weckglas mitnehmen.

ROTE BOHNENPASTE MIT KORIANDER ALS BROTAUFSTRICH

Zutaten für 4 Personen:

200 g getrocknete rote Bohnen (Kidneybohnen)
600 ml Gemüsebrühe
1 Knoblauchzehe
30 ml Olivenöl
4 Zweige Koriandergrün
1 TL Zitronensaft
Salz (unjodiert)
frisch gemahlener Pfeffer
Chiliflocken zum Bestreuen

Zubereitung:

Die Bohnen 5 Stunden (oder über Nacht) in reichlich Wasser einweichen. In einem Sieb abbrausen und in der kochenden Gemüsebrühe zugedeckt 45 Minuten weich garen. Abtropfen und auskühlen lassen.

Den Knoblauch schälen und klein schneiden. Zusammen mit den Bohnen und dem Olivenöl mit einem Stabmixer cremig pürieren. Den Koriander waschen, trocken schütteln und in feine Streifen schneiden. In die Bohnenpaste rühren, mit dem Zitronensaft und mit Salz und Pfeffer abschmecken. In Schälchen anrichten und mit Chiliflocken bestreuen.

Tipp: Nach Belieben beispielsweise Maiswaffeln dazu reichen.

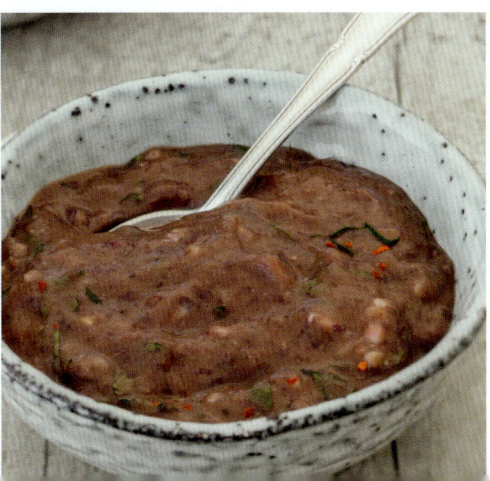

ROTE-BETE-CHIPS MIT SPIRULINA-MEERRETTICH-DIP

Zutaten für 4 Personen:

Chips:
350 g Rote-Bete-Knollen
Salz (unjodiert)

Dip:
300 g Sojajoghurt
1 TL frisch geriebener Meerrettich
2 Msp. Spirulinapulver
Salz (unjodiert)
frisch gemahlener Pfeffer

Zubereitung:
Für die Chips den Backofen auf
120 °C Ober- und Unterhitze vorheizen. Zwei Backbleche mit Backpapier
auslegen. Die Rote Bete waschen und
schälen. Mit einem Gemüseschneider
in sehr dünne Scheiben schneiden
oder hobeln. Auf den Backblechen
auslegen (die Scheiben sollten sich
nicht berühren), leicht gesalzen in den
Ofen schieben und 50 Minuten knus-
prig backen.
In der Zwischenzeit für den Dip den
Joghurt mit dem Meerrettich und dem
Algenpulver verrühren. Mit Salz und
Pfeffer abschmecken. Die Chips mit
dem Dip servieren.

Tipp: Wer es eilig hat, kauft fertige
Rote-Bete-Chips in guter Qualität.

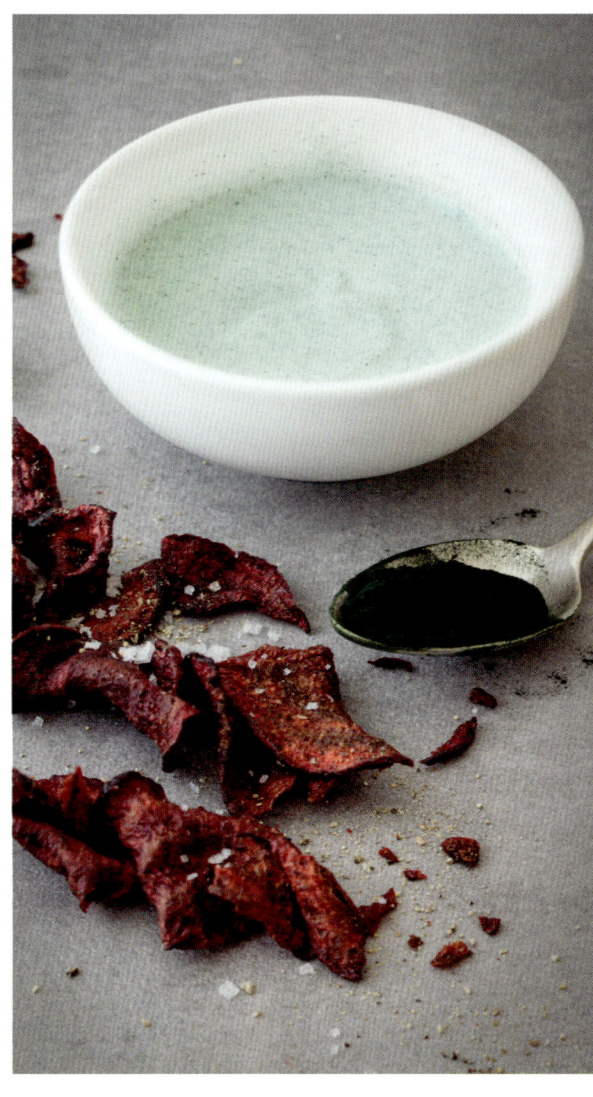

GERÖSTETE KICHERERBSEN

Zutaten für 4 Personen:
200 g getrocknete Kichererbsen
30 ml Olivenöl
½ TL gerebelter Oregano
4–5 Salbeiblätter
grobes Meersalz (unjodiert)
Salbeiblüten zum Garnieren

Zubereitung:
Die Kichererbsen in reichlich Wasser
5 Stunden (oder über Nacht) quellen lassen. Abgießen, in einem Sieb
abspülen und in kochendem Wasser
45 Minuten weich garen. Abtropfen lassen und mit Küchenpapier gut trocken
tupfen.
Den Backofen auf 200 °C Umluft
vorheizen. Die Kichererbsen mit dem
Olivenöl und dem Oregano vermengen
und auf einem Backblech verteilen. Im
Ofen kross und goldbraun backen.
Während die Kichererbsen im Ofen
sind, die Salbeiblätter waschen,
trocken tupfen und klein schneiden.
Mit den Kichererbsen vermischen,
mit grobem Meersalz bestreuen und
in einem Schälchen servieren. Nach
Belieben mit Salbeiblüten garnieren.

Tipp: Am besten frisch aus dem Ofen
genießen und nur so viele Kichererbsen
backen, wie auch zeitnah gegessen
werden.

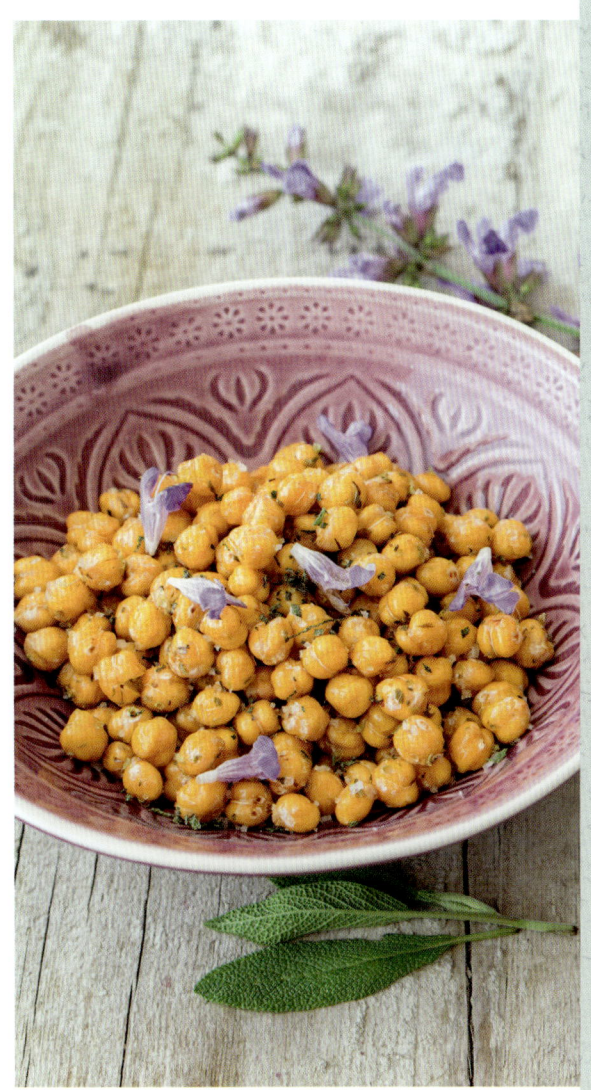

MÜSLIRIEGEL MIT CRANBERRYS

Zutaten für 12 Stück:
100 g getrocknete Cranberrys
4 EL Honig
2 Prisen Salz (unjodiert)
150 g rohe Erdnüsse
100 g Sonnenblumenkerne
100 g Kürbiskerne

Zubereitung:

Die Cranberrys in lauwarmem Wasser 2 Stunden einweichen und quellen lassen. Abgießen, abtropfen lassen und mit dem Honig und dem Salz im Blitzhacker zu einer Paste verarbeiten. Den Backofen auf 160 °C Umluft vorheizen. Die Nüsse und die Kerne grob hacken und in einer Pfanne ohne Fett duftend rösten. Noch warm mit der Paste gut vermischen bzw. verkneten. Den Boden einer kleinen Auflaufform mit Backpapier auslegen. Die Nussmasse darin verteilen und flach drücken. Im Ofen 30 Minuten backen und dann vollständig auskühlen lassen. Die Nussmasse mit dem Backpapier aus der Form heben und in 12 Riegel schneiden.

Tipp: Nicht mehr als 8 Riegel pro Tag genießen, da im Rahmen der Detox-Ernährung täglich nur ca. 2 TL Honig pro Person als zusätzliche Zuckerzufuhr erlaubt sind.

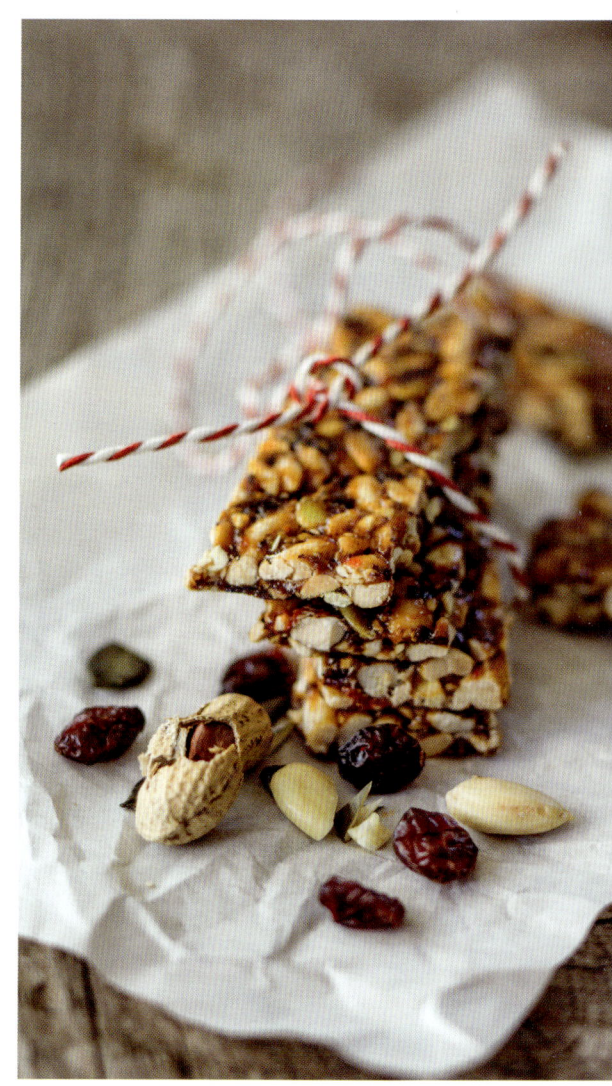

KALTE AVOCADO-GURKEN-SUPPE

Zutaten für 4 Personen:
1 Salatgurke
2 Avocados
Saft von ½ Limette
1 Knoblauchzehe
Salz (unjodiert)
frisch gemahlener Pfeffer
Sesam zum Bestreuen
Gartenkresse zum Garnieren

Zubereitung:
Die Gurke waschen, putzen und klein schneiden. Die Avocados halbieren, entkernen und das Fruchtfleisch im Ganzen aus den Schalen heben. Die Avocados würfeln und mit dem Limettensaft vermengen. Den Knoblauch schälen und halbieren.
Die Gurke mit ¾ der Avocados und dem Knoblauch im Mixer pürieren. Mit Salz und Pfeffer abschmecken. In kleinen Gläsern anrichten und die restlichen Avocadowürfel darauf verteilen. Mit Sesam bestreuen und mit Kresse garnieren.

Tipp: Nach Belieben Gemüsechips dazu reichen.

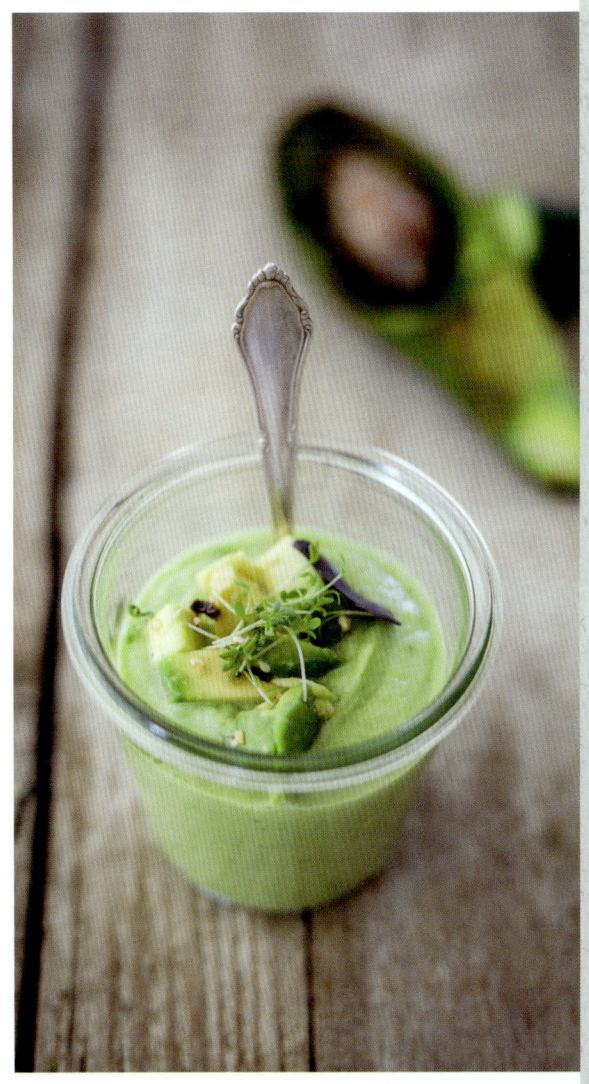

WAKAME-ALGENSALAT

Zutaten für 4 Personen:
50 g getrocknete Wakame-Algen
3 EL Reisessig
4 TL Honig
1 EL Limettensaft
30 ml Sesamöl
1 TL Sesam

Zubereitung:
Die Algen mit heißem Wasser übergießen und 15 Minuten quellen lassen. In ein Sieb abgießen und abtropfen lassen. Die Algen, je nach Hersteller, ggf. etwas schmaler schneiden. Sie sollten in etwa die Breite von 2 bis 3 Millimetern haben.
Den Reisessig mit dem Honig, dem Limettensaft und dem Sesamöl verrühren. Mit den Algen und dem Sesam vermengen und im Kühlschrank 1 Stunde ziehen lassen.

Tipp: Im Rahmen der Detox-Ernährung sind täglich nur ca. 2 TL Honig pro Person als zusätzliche Zuckerzufuhr erlaubt.

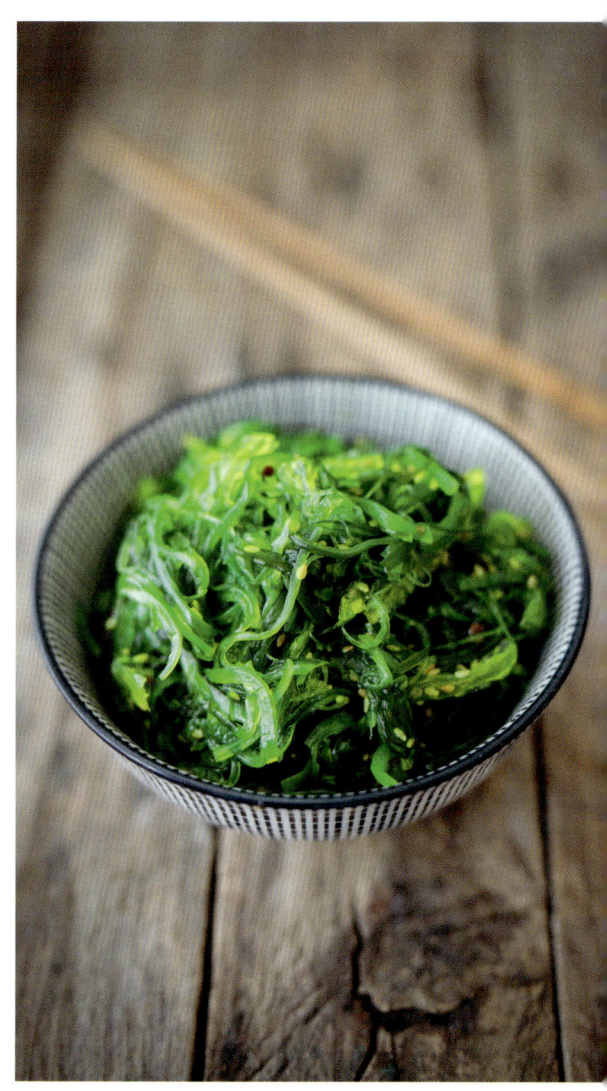

CASHEW-CREME MIT BROKKOLI

Zutaten für 4 Personen:
125 g Cashewkerne
200 g Brokkoliröschen
Salz (unjodiert)
frisch gemahlener Pfeffer
Saft von ½ Limette

Zubereitung:
Die Cashewkerne 3 Stunden in Wasser einweichen. In ein Sieb abgießen, abspülen und abtropfen lassen.
Den Brokkoli waschen und in wenig kochendem Salzwasser 4 Minuten zugedeckt garen. In Eiswasser abschrecken.
Den Brokkoli und die Cashewkerne im Mixer cremig pürieren und dabei ggf. noch etwas Wasser hinzufügen. Mit Salz, Pfeffer und dem Limettensaft abschmecken.

Tipp: Als Variation mit Blumenkohl, Möhre oder Sellerie ausprobieren. Mit Möhren nach Belieben auch mit Chili statt Pfeffer abschmecken und noch etwas Koriandergrün hinzufügen.

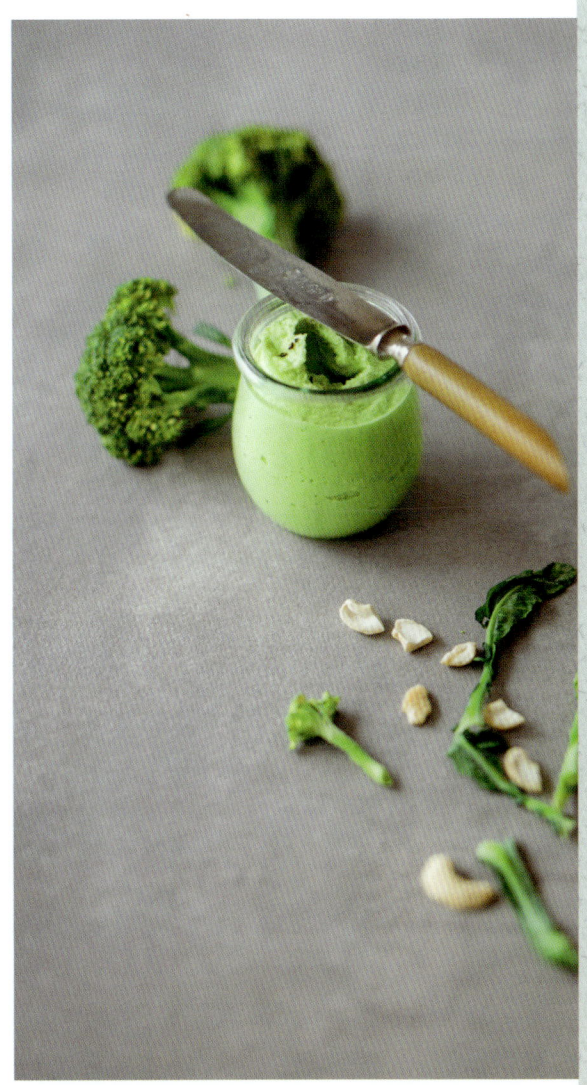

QUINOASALAT MIT TOMATE UND KRÄUTERN

Zutaten für 4 Personen:
100 g Quinoa
Salz (unjodiert)
1 Handvoll glatte Petersilie
1 Handvoll Dill
300 g Kirschtomaten (rot und gelb)
4 EL Zitronensaft
30 ml Olivenöl
½ TL Ras el Hanout (marokkanische Gewürzmischung)
frisch gemahlener Pfeffer
frischer Dill zum Garnieren

Zubereitung:
Die Quinoa in reichlich kochendem Salzwasser 15 Minuten garen. In ein Sieb abgießen, kalt abspülen und gut abtropfen lassen. Die Petersilie und den Dill waschen, trocken schütteln und die Blätter klein schneiden.
Die Kirschtomaten waschen und – je nach Größe – halbieren oder vierteln. Alle vorbereiteten Zutaten mit dem Zitronensaft und dem Olivenöl vermengen. Mit Salz, Ras el Hanout und Pfeffer würzen. In 4 Gläser füllen und mit frischem Dill garnieren.

Tipp: Quinoa ist ein glutenfreies Pseudogetreide aus den Anden. Es kann wie Reis verwendet werden. Quinoa ist in weiß und rot erhältlich.

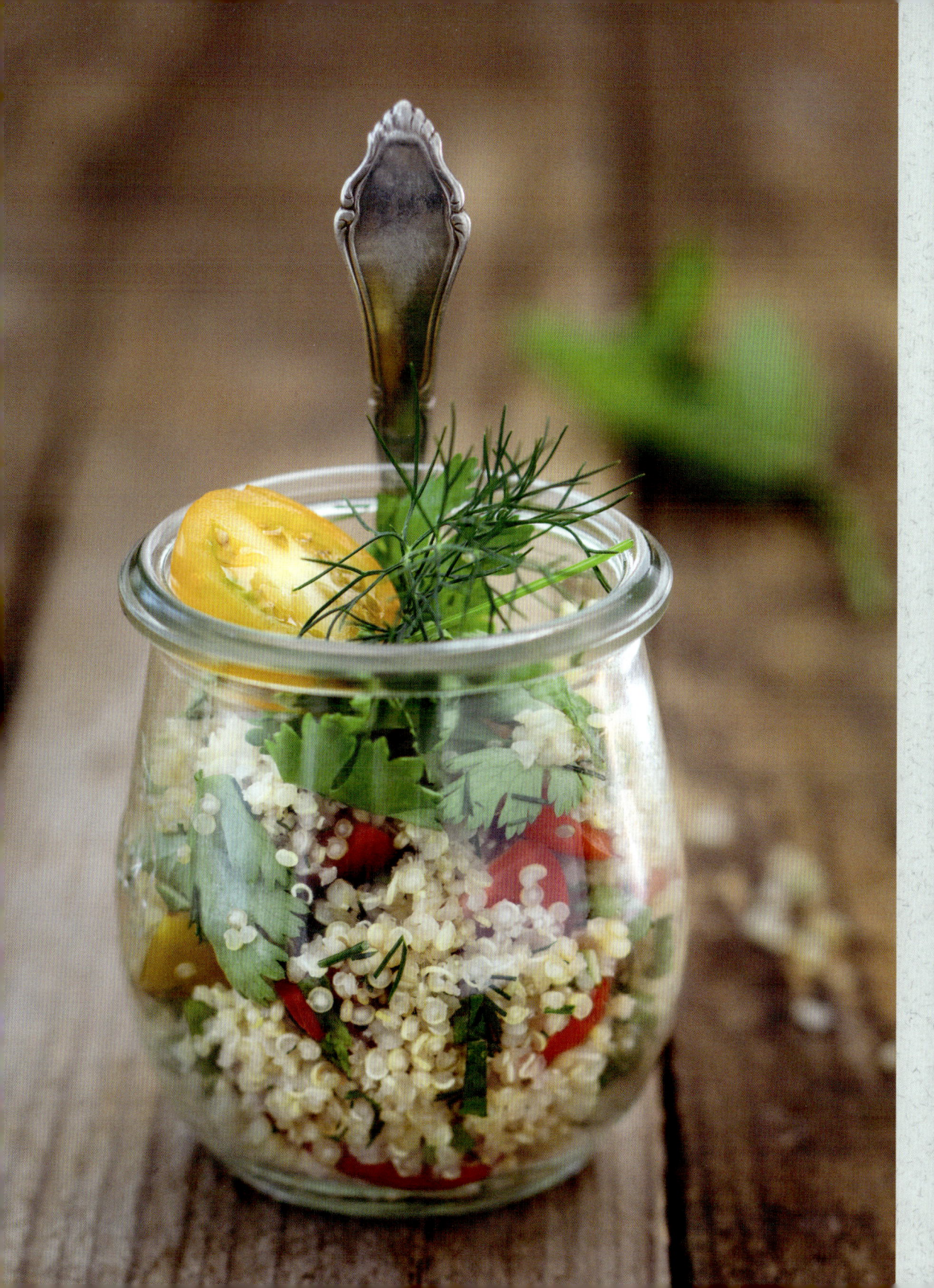

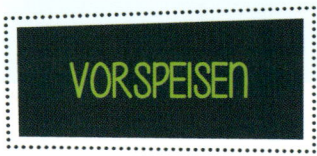

VORSPEISEN

Geschmacksexplosionen für den Gaumen!
Vorspeisen machen im Optimalfall Lust auf mehr, können aber auch als leichter Hauptgang genossen werden. Die nachfolgenden Kreationen führen Ihnen die Vielfalt von Suppen und Salaten vor. Lassen Sie sich überraschen!

SPINATSALAT MIT GEBRATENEN ARTISCHOCKEN

Zutaten für 4 Personen:
300 g TK-Artischockenviertel
(oder -böden)
150 g Babyspinat
1 TL Leinsamen
2 TL Kürbiskerne
1 TL Sesam
350 g gemischte Kirschtomaten
3 EL weißer Balsamicoessig
1 TL Senf
1 TL Honig
40 ml mildes Olivenöl
Salz (unjodiert)
frisch gemahlener Pfeffer
1 EL Pflanzenmargarine
2 EL dunkler Balsamicoessig
Gartenkresse zum Bestreuen

Zubereitung:
Die Artischocken in einem Sieb auftauen lassen. Den Spinat waschen und trocken schleudern. Die Samen und die Kerne in einer trockenen Pfanne duftend rösten. Die Kirschtomaten waschen, putzen, halbieren oder ggf. vierteln.
Den Balsamico mit dem Senf und dem Honig verrühren. Mit dem Olivenöl zu einer Vinaigrette schlagen; mit Salz und Pfeffer abschmecken. Die Margarine in einer großen Pfanne erhitzen und die Artischocken darin unter gelegentlichem Schwenken leicht gebräunt braten. Mit Salz und Pfeffer würzen, mit dem dunklen Essig ablöschen und verschwenken.
Den Spinat in der Vinaigrette wenden und zusammen mit den Tomaten auf Tellern anrichten. Mit den Samen und Kernen bestreuen und die Artischocken darauf verteilen. Mit frisch geernteter Gartenkresse bestreuen.

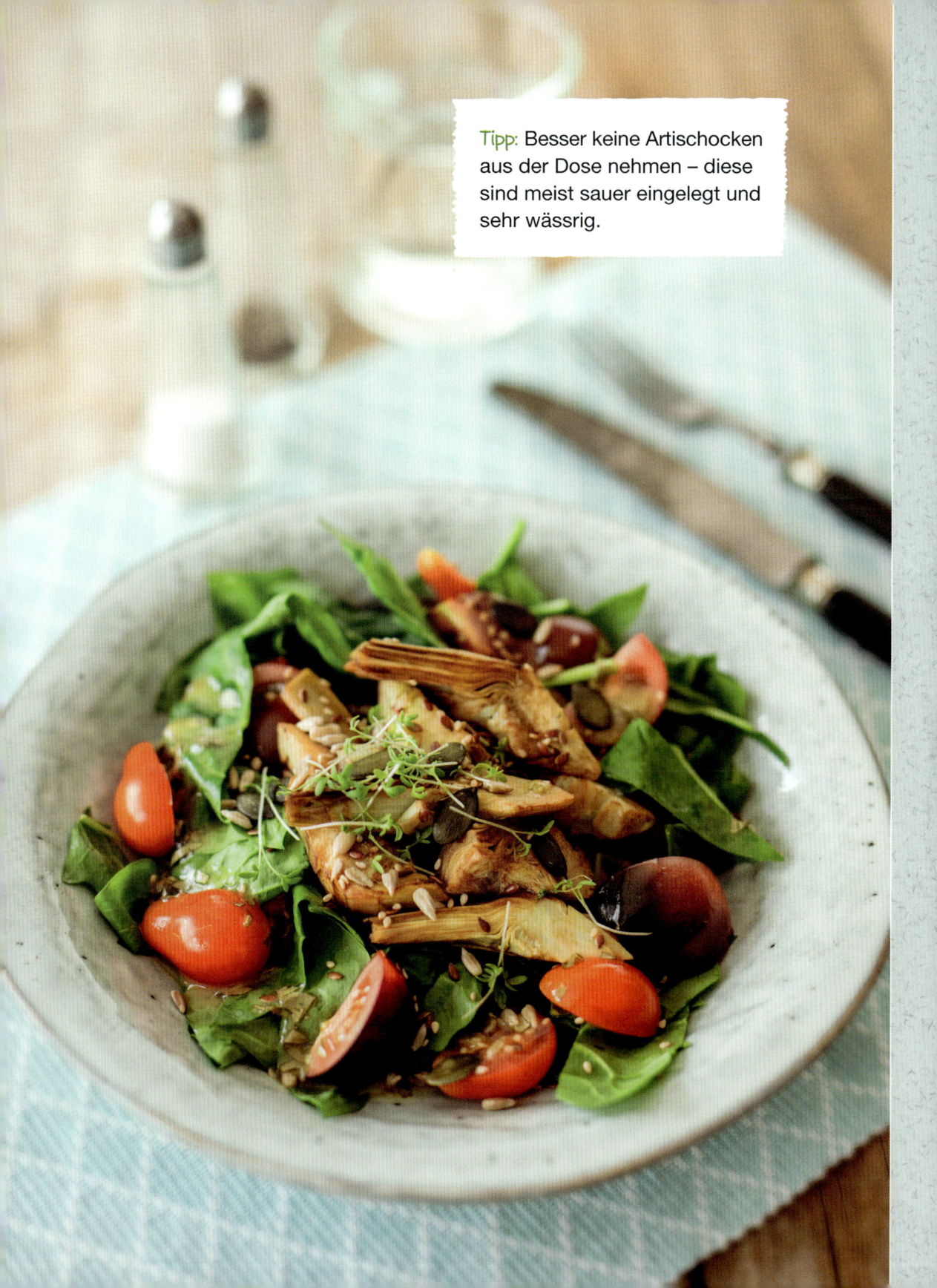

Tipp: Besser keine Artischocken aus der Dose nehmen – diese sind meist sauer eingelegt und sehr wässrig.

BRUNNENKRESSESUPPE

Zutaten für 4 Personen:
2 Zwiebeln
1 Knoblauchzehe
150 g Sellerieknolle
1 Stange Lauch (nur der helle Teil)
4 EL Olivenöl
500 ml Gemüsebrühe
200 ml Sojacreme
Salz (unjodiert)
frisch gemahlener Pfeffer
2 Handvoll Brunnenkresse
1–2 TL Zitronensaft
Brunnenkresse zum Garnieren

Zubereitung:
Die Zwiebeln, den Knoblauch und
den Sellerie schälen und würfeln. Den
Lauch putzen, klein schneiden und in
einem Sieb gründlich waschen. Das
Olivenöl in einem Topf erhitzen; Zwiebeln, Knoblauch, Sellerie und Lauch
darin anschwitzen. Mit der Brühe
ablöschen, zum Kochen bringen und
10 Minuten garen, bis das Gemüse
weich ist.
Den Inhalt des Topfes im Mixer fein
pürieren, mit der Sojacreme aufkochen
und mit Salz und Pfeffer würzen. Die
Brunnenkresse waschen, tropfnass
im Mixer pürieren und in die Suppe
rühren. Mit dem Zitronensaft abschmecken, kurz aufkochen, in Gläsern
anrichten und mit Brunnenkresse
garnieren.

Tipp: Die pürierte Brunnenkresse erst
kurz vor dem Servieren in die Suppe
rühren; so behält sie ihre Farbe.

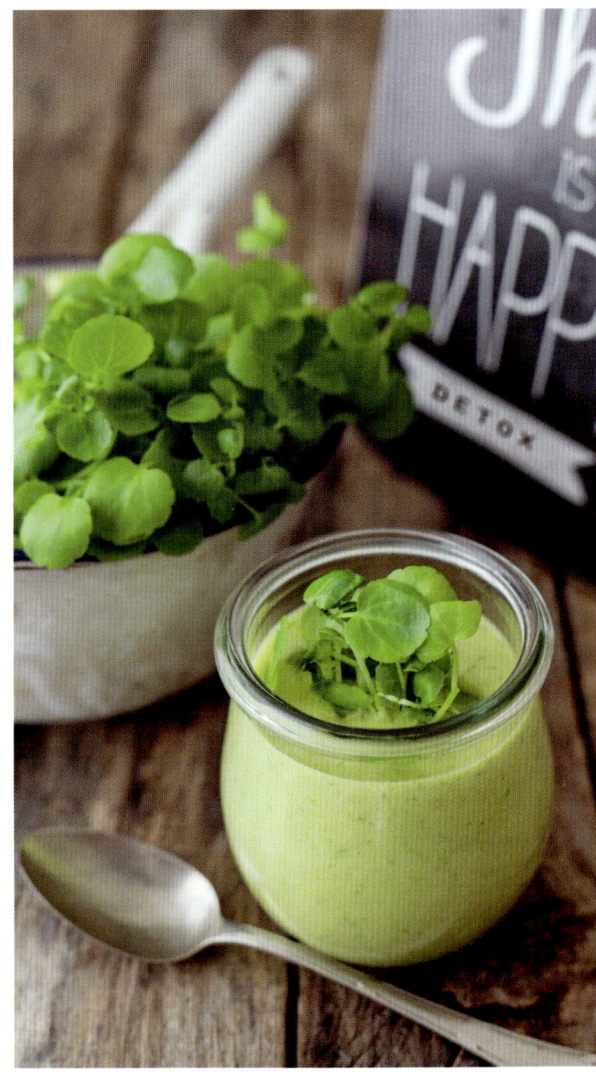

WEISSKOHLSALAT MIT HIRSE

Zutaten für 4 Personen:
300 g Weißkohl
3 Stangen Staudensellerie
4 EL Limettensaft
30 ml Olivenöl
Salz (unjodiert)
frisch gemahlener Pfeffer
150 g Hirse
1 Handvoll Koriandergrün

Zubereitung:
Den Weißkohl putzen, waschen und mit einem Gemüseschneider in feine Streifen hobeln. Den Staudensellerie putzen, waschen und in kleine Scheiben schneiden. Den Weißkohl und den Sellerie mit dem Limettensaft und dem Olivenöl vermengen; mit Salz und Pfeffer würzen. Etwa 2 Stunden zugedeckt ziehen lassen.

In der Zwischenzeit die Hirse in kochendem Salzwasser 15–20 Minuten mit noch leichtem Biss garen. In ein Sieb abgießen und mit kaltem Wasser abspülen. Gut abtropfen lassen. Den Koriander waschen, trocken schütteln und klein schneiden. Die Hirse und den Koriander mit dem Weißkohl-Sellerie-Salat in einer Schüssel vermengen, abschmecken und in Schälchen anrichten.

Tipp: Der Weißkohlsalat schmeckt auch mit Quinoa statt mit Hirse hervorragend.

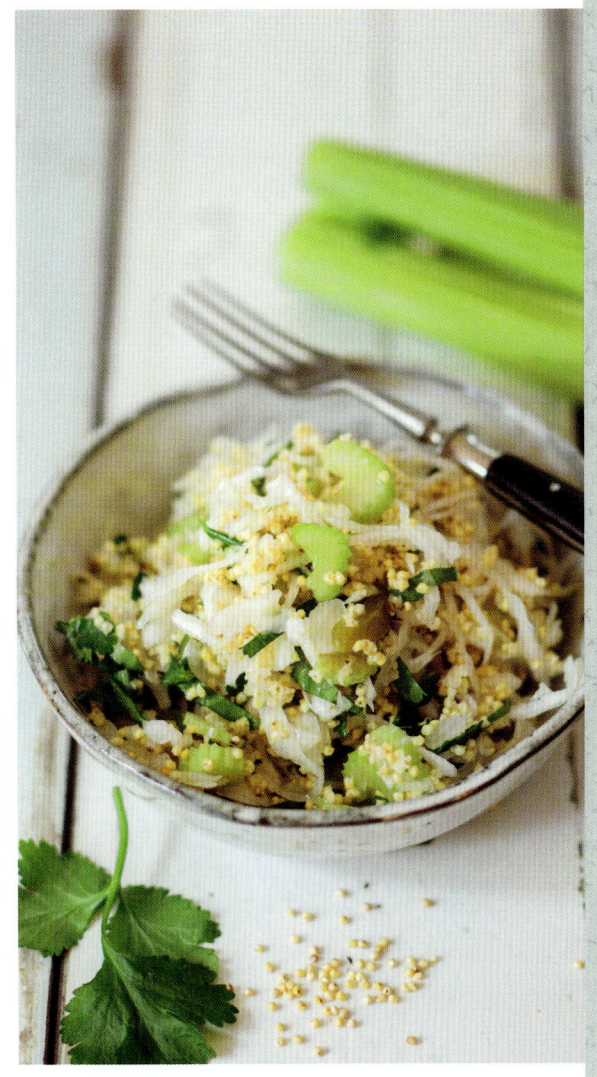

LINSENSALAT MIT ROTER BETE, SELLERIE UND WALNÜSSEN

Zutaten für 4 Personen:

400 g frische Rote Bete
150 g Berglinsen
500 ml Gemüsebrühe
2 Stangen Staudensellerie mit Grün
60 g Walnusskerne
4 EL dunkler Balsamicoessig
5 EL Olivenöl
Salz (unjodiert)
frisch gemahlener Pfeffer

Zubereitung:

Den Backofen auf 180 °C Umluft vorheizen. Die Rote Bete waschen und putzen, aber nicht schälen. Einzeln in Alufolie einwickeln und im Ofen 45 Minuten garen, bis sie sich mit einem Zahnstocher einstechen lassen.

In der Zwischenzeit die Linsen in der kochenden Gemüsebrühe mit noch leichtem Biss garen, in ein Sieb abgießen, abtropfen und abkühlen lassen. Die Rote Bete aus der Folie wickeln, abkühlen lassen, pellen und vollständig auskühlen lassen. Dann in kleine Würfel schneiden.

Den Sellerie waschen und in kleine Scheiben schneiden. Das Grün grob hacken. Die Walnüsse ebenfalls grob hacken. Die Linsen mit der Roten Bete, dem Sellerie, dem Essig und dem Olivenöl vermengen. Mit Salz und Pfeffer abschmecken, in Schälchen anrichten und mit den Walnüssen bestreuen.

Tipp: Kleine Linsensorten wie Berglinsen oder Belugalinsen sind aromatischer als z. B. die größeren Tellerlinsen.

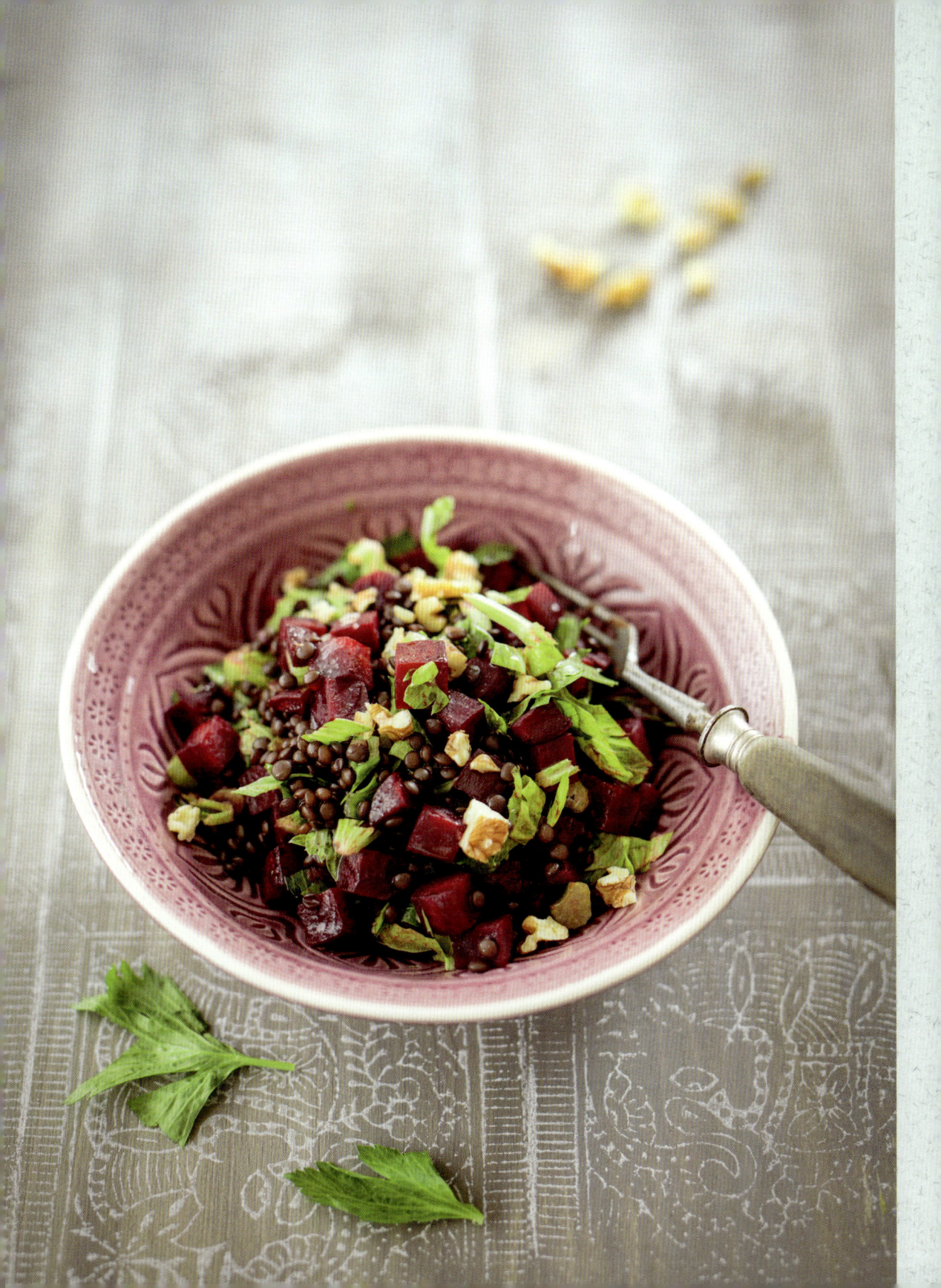

LACHSCARPACCIO MIT FENCHEL UND ORANGEN

Zutaten für 4 Personen:
400 g Fenchel
3 Orangen
6 EL Olivenöl
Salz (unjodiert)
frisch gemahlener Pfeffer
400 g frisches Lachsfilet ohne Haut (höchste Qualität)
rosa Pfeffer zum Bestreuen
Gartenkresse zum Garnieren

Zubereitung:

Den Fenchel waschen, putzen und in feine Streifen schneiden. Die Orangen waschen, trocken reiben und mit einem Messer bis auf das Fruchtfleisch schälen. Die Orangenfilets herausschneiden, den Saft aus den Orangenresten auspressen. Den Fenchel mit dem Orangensaft und 3 EL Olivenöl vermischen und 1 Stunde marinieren. Mit Salz und Pfeffer abschmecken.

Den Lachs waschen und mit Küchenpapier trocken tupfen. Schräg in möglichst dünne Scheiben schneiden. Auf Tellern ausbreiten und den Fenchelsalat in der Mitte der Teller anrichten. Den Lachs mit dem restlichen Olivenöl bepinseln und mit rosa Pfeffer bestreuen. Mit Gartenkresse garnieren und sofort servieren.

Tipp: Falls möglich, für den Lachs ein Rückenstück auswählen; das hat weniger Fett als z. B. die Bauchpartie.

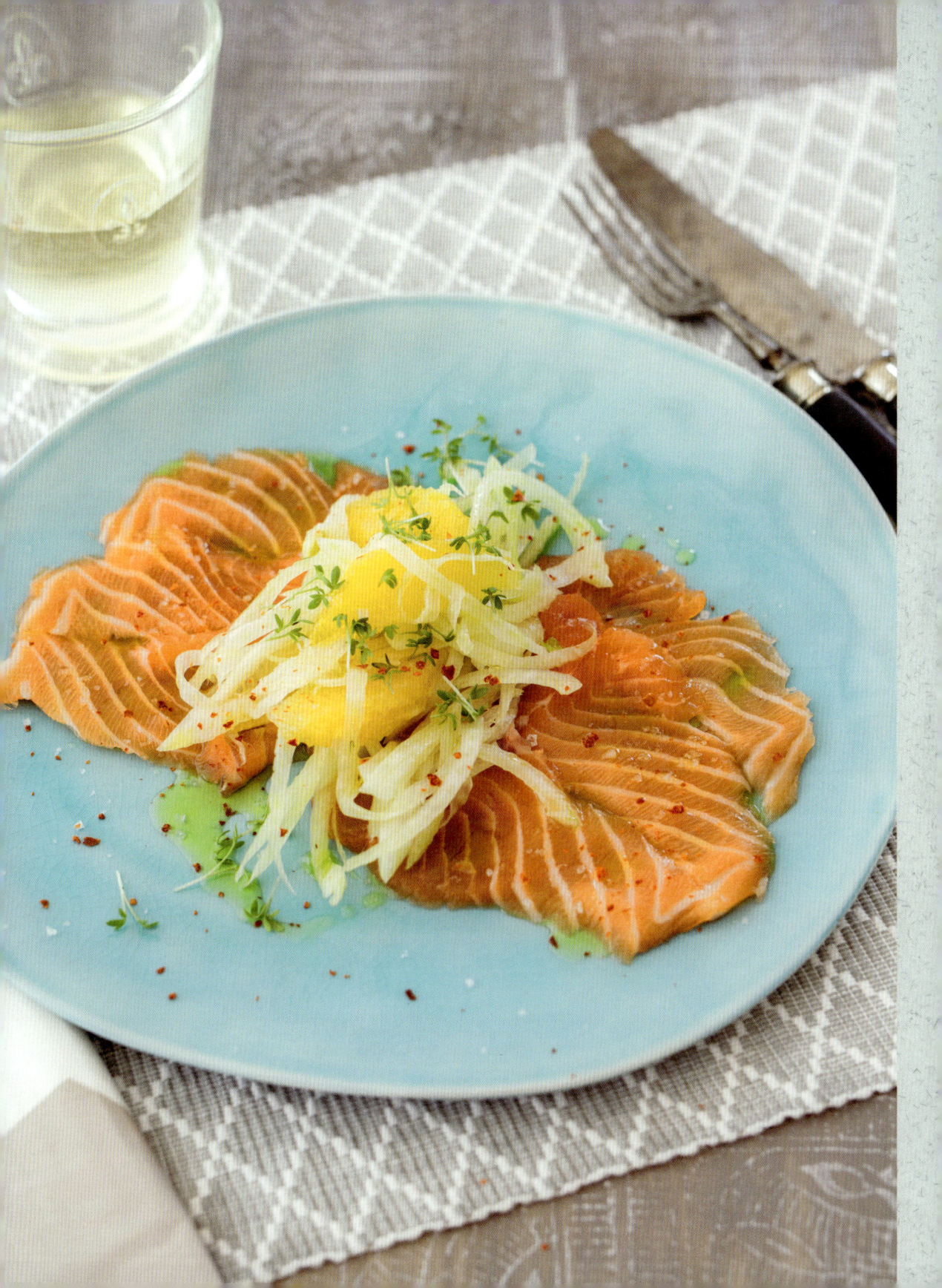

WEISSER BOHNENEINTOPF MIT RÄUCHERTOFU

Zutaten für 4 Personen:
250 g getrocknete weiße Bohnen
Salz (unjodiert)
1 Bund Suppengemüse (ca. 350 g)
150 g Räuchertofu
1 Zwiebel
1 Knoblauchzehe
1 Handvoll glatte Petersilie
1 Handvoll frischer Thymian
4 EL Olivenöl
500 ml Gemüsebrühe
frisch gemahlener Pfeffer

Zubereitung:
Die Bohnen 5 Stunden oder über Nacht in reichlich Wasser einweichen. In einem Sieb abspülen und abtropfen lassen. In Salzwasser mit noch leichtem Biss garen und wieder abtropfen lassen.

In der Zwischenzeit das Suppengemüse putzen, ggf. waschen und fein würfeln. Den Räuchertofu in kleine Würfel schneiden. Die Zwiebel und den Knoblauch schälen und ebenfalls klein würfeln. Die Petersilie und den Thymian waschen und trocken schütteln. Die Petersilienblätter hacken. Die Blättchen der Hälfte des Thymians abzupfen.

Das Olivenöl in einem Topf erhitzen. Die Zwiebel und den Knoblauch darin glasig werden lassen. Das Suppengemüse hinzufügen und anschwitzen. Mit der Brühe ablöschen und die Bohnen dazugeben. Mit Salz und Pfeffer würzen.

10 Minuten bei niedriger Temperatur kochen lassen, dann die Petersilie und den gezupften Thymian dazugeben. Etwa ⅓ der festen Bestandteile der Suppe mit einer Schaumkelle herausheben. Den Rest mit einem Stabmixer sämig pürieren und die herausgehobenen Zutaten wieder hinzufügen. Mit Salz und Pfeffer abschmecken. Die Suppe in Tassen anrichten und mit dem restlichen Thymian garnieren.

Tipp: Wenn es mal schnell gehen soll, 2 Dosen gegarte weiße Bohnen verwenden.

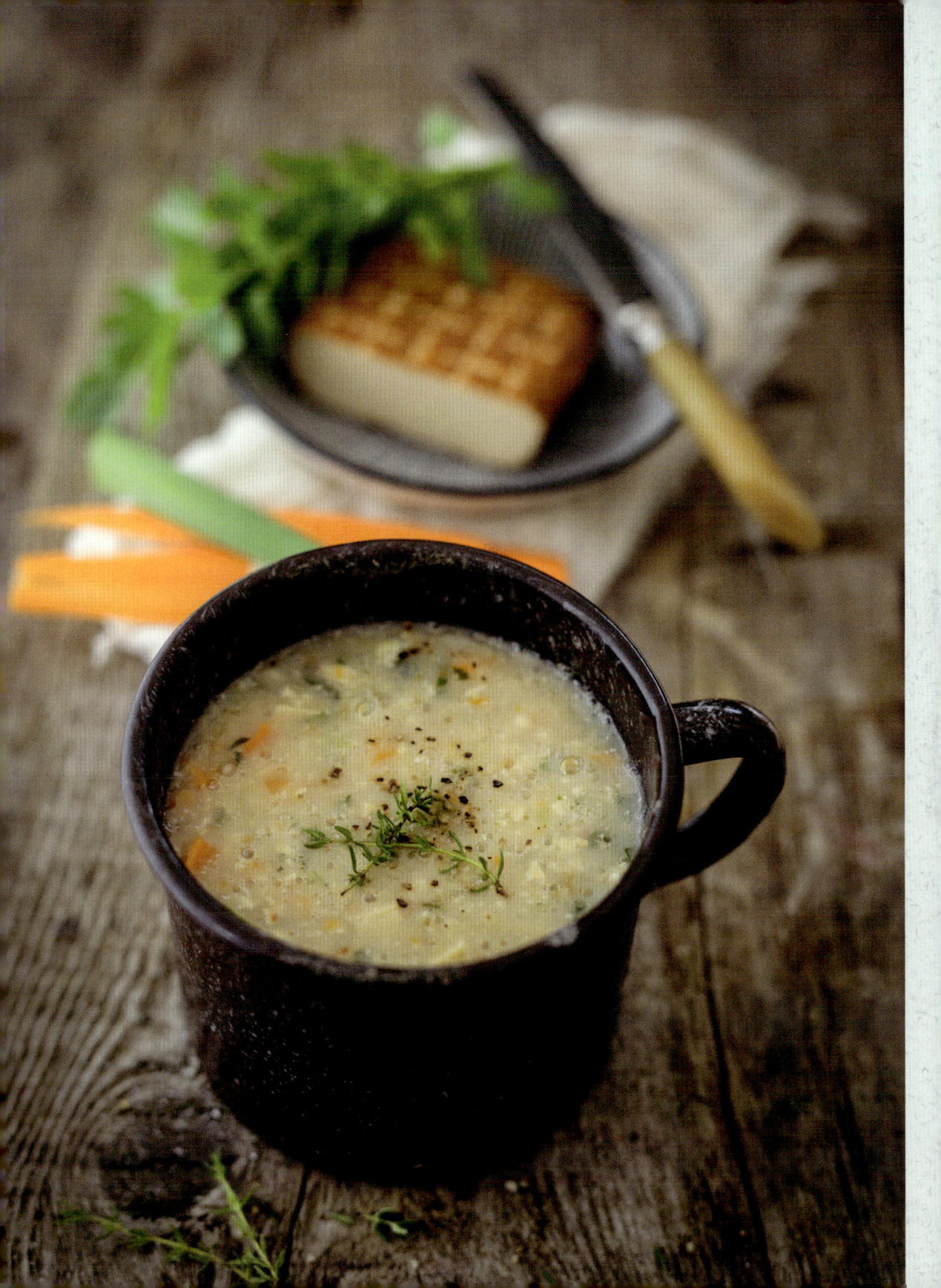

GEKÜHLTE ZITRONENGRASSUPPE

Zutaten für 4 Personen:
300 ml Gemüsebrühe
30 g Galgant
4–5 Stängel Zitronengras
2 rote Chilischoten
8–10 Kaffir-Limettenblätter
400 ml Kokosmilch
Salz (unjodiert)
½ Banane
1–2 TL Limettensaft
1 Grapefruit

Außerdem:
Holzspieße

Zubereitung:
Die Gemüsebrühe zum Kochen bringen. Den Galgant schälen und in Scheiben schneiden. Das Zitronengras waschen und flach klopfen; die Chilischoten waschen und halbieren. Die Limettenblätter waschen und zusammen mit Galgant, Zitronengras und Chili in die Brühe geben. Etwa 15 Minuten köcheln lassen, dann die Brühe durch ein Sieb filtern.
Die Kokosmilch hinzufügen und aufkochen lassen. Mit ein wenig Salz würzen. Im Kühlschrank 2 Stunden kalt stellen. Kurz vor dem Servieren mit der geschälten Banane im Mixer pürieren und mit dem Limettensaft abschmecken. Die Grapefruit waschen, trocken reiben und mit einem Messer bis auf das Fruchtfleisch schälen, die Filets heraustrennen und auf Spieße ziehen. Die Suppe in Gläsern anrichten und die Spieße dekorativ anlegen.

Tipp: Galgant, Zitronengras und Limettenblätter sind z. B. in Asia-Shops erhältlich.

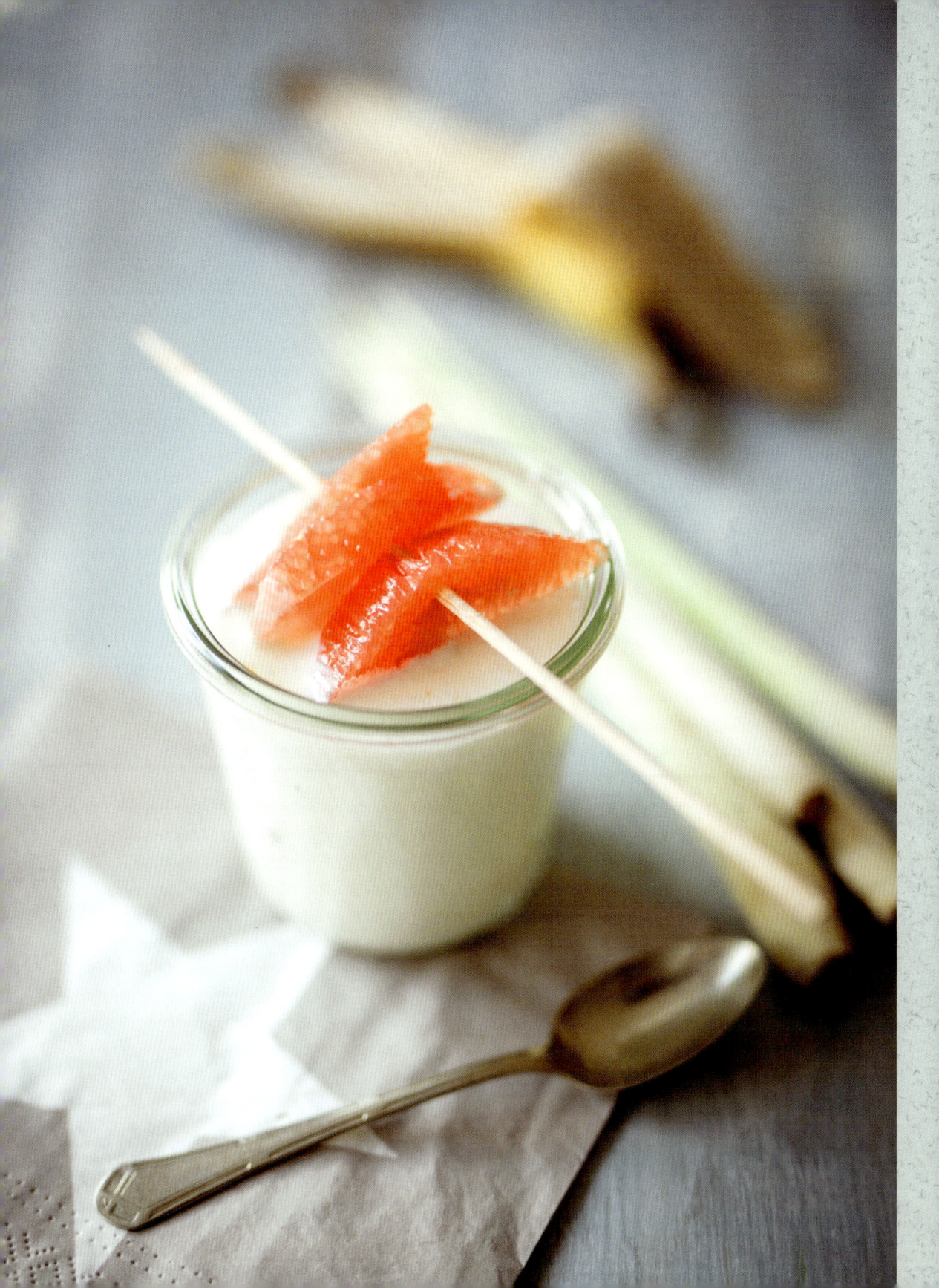

WILDKRÄUTERSALAT MIT CRANBERRYS UND PFIFFERLINGEN

Zutaten für 4 Personen:
40 g getrocknete Cranberrys
150 g Wildkräutersalat
60 g Walnusskerne
200 g Pfifferlinge
150 g Cranberrys (TK)
3 EL Himbeeressig
1 TL Senf
20 ml Walnusskernöl
40 ml Rapsöl
Salz (unjodiert)
frisch gemahlener Pfeffer
unbehandelte Rosenblüten zum Bestreuen
Kresse zum Garnieren

Zubereitung:
Die getrockneten Cranberrys in lauwarmem Wasser einweichen. Den Wildkräuter-
salat waschen, verlesen und trocken schleudern. Die Walnüsse grob hacken.
Die Pfifferlinge sehr kurz waschen, abtropfen lassen, auf einem Küchentuch verteilen, putzen und dabei auch die Stiele kürzen.
Die tiefgefrorenen Cranberrys in einem Sieb auftauen lassen. Die getrockneten
Cranberrys abtropfen lassen und zusammen mit Essig, Senf, Walnusskernöl und
20 ml Rapsöl zu einem Dressing pürieren. Mit Salz und Pfeffer abschmecken.
Das restliche Rapsöl in einer Pfanne erhitzen und die Pilze darin kurz, aber scharf
anbraten. Die aufgetauten Cranberrys hinzufügen und weiter braten, bis sie an-
fangen, aufzuplatzen. Cranberrys und Pilze salzen und pfeffern.
Den Wildkräutersalat mit dem Dressing vermengen und auf Tellern anrichten.
Die Pilze und die Cranberrys darauf verteilen. Nach Belieben mit unbehandelten
Rosenblüten bestreuen und mit Kresse garnieren. Sofort servieren, bevor der Salat
zusammenfällt.

Tipp: Pfifferlinge am besten in warmem Wasser waschen. So lösen sich Sand,
Tannennadeln etc. besonders gut.

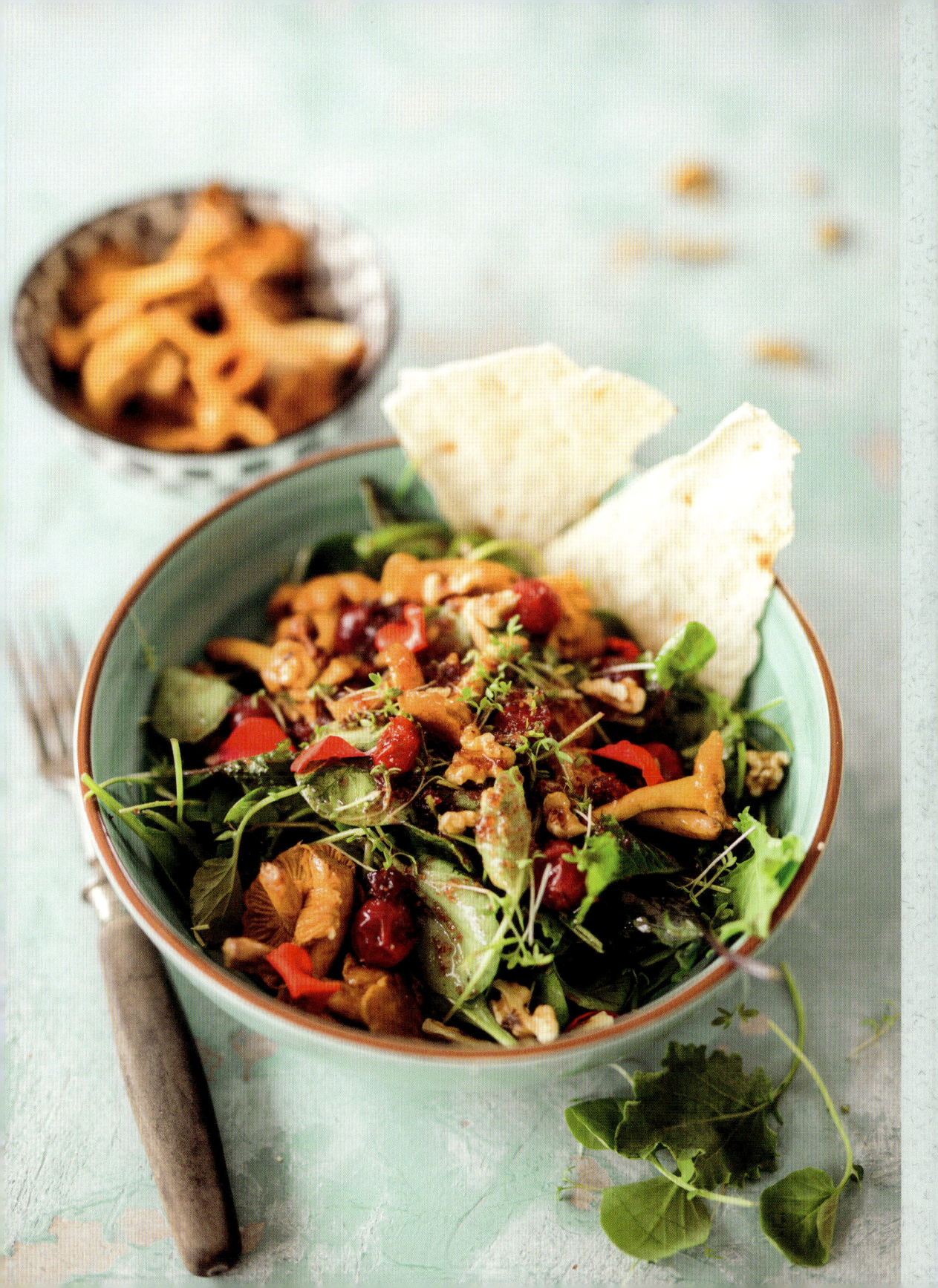

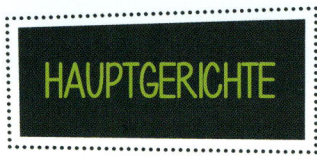

Ihre Gäste werden staunen!

Die nachfolgenden Hauptgerichte werden Sie so ins Schwärmen versetzen, dass Sie diese köstlichen Gaumenverwöhner wahrscheinlich gleich beim nächsten Dinner mit Freunden servieren werden! Sie sind leicht herzustellen, im Handumdrehen zubereitet und punkten durch ihre gesunden Zutaten. Detox steht hier garantiert nicht für Verzicht, sondern für Schlemmen mit Genuss!

ROTBARSCH MIT KRÄUTERKRUSTE UND STACHELBEER-CHUTNEY

Zutaten für 4 Personen:

Für das Chutney	Für den Rotbarsch
3 rote Zwiebeln	4 Rotbarschfilets (à ca. 160 g)
1 Knoblauchzehe	4 Thymianzweige
1 rote Chilischote	1 Handvoll glatte Petersilie
450 g rote Stachelbeeren	3 Scheiben Weißbrot
1 EL Pflanzenmargarine	(wenn möglich, glutenfrei)
2 Zimtstangen	40 g gemahlene Mandeln
2 EL Honig	4 EL Olivenöl
Salz (unjodiert)	Salz (unjodiert)
frisch gemahlener Pfeffer	frisch gemahlener Pfeffer
	1 Handvoll Brunnenkresse zum Garnieren
	150 g rote Stachelbeeren
	1 EL Pflanzenmargarine

Zubereitung:

Für das Chutney die Zwiebeln schälen, halbieren und in Streifen schneiden. Den Knoblauch schälen und fein würfeln. Die Chilischote waschen, halbieren, entkernen und hacken. Die Stachelbeeren waschen und ggf. putzen. Die Margarine in einem Topf erhitzen; Zwiebeln, Knoblauch und Chilischote darin anschwitzen. Die Stachelbeeren hinzufügen und bei niedriger Temperatur unter Rühren erhitzen, bis sie aufplatzen. Die Zimtstangen und den Honig dazugeben,

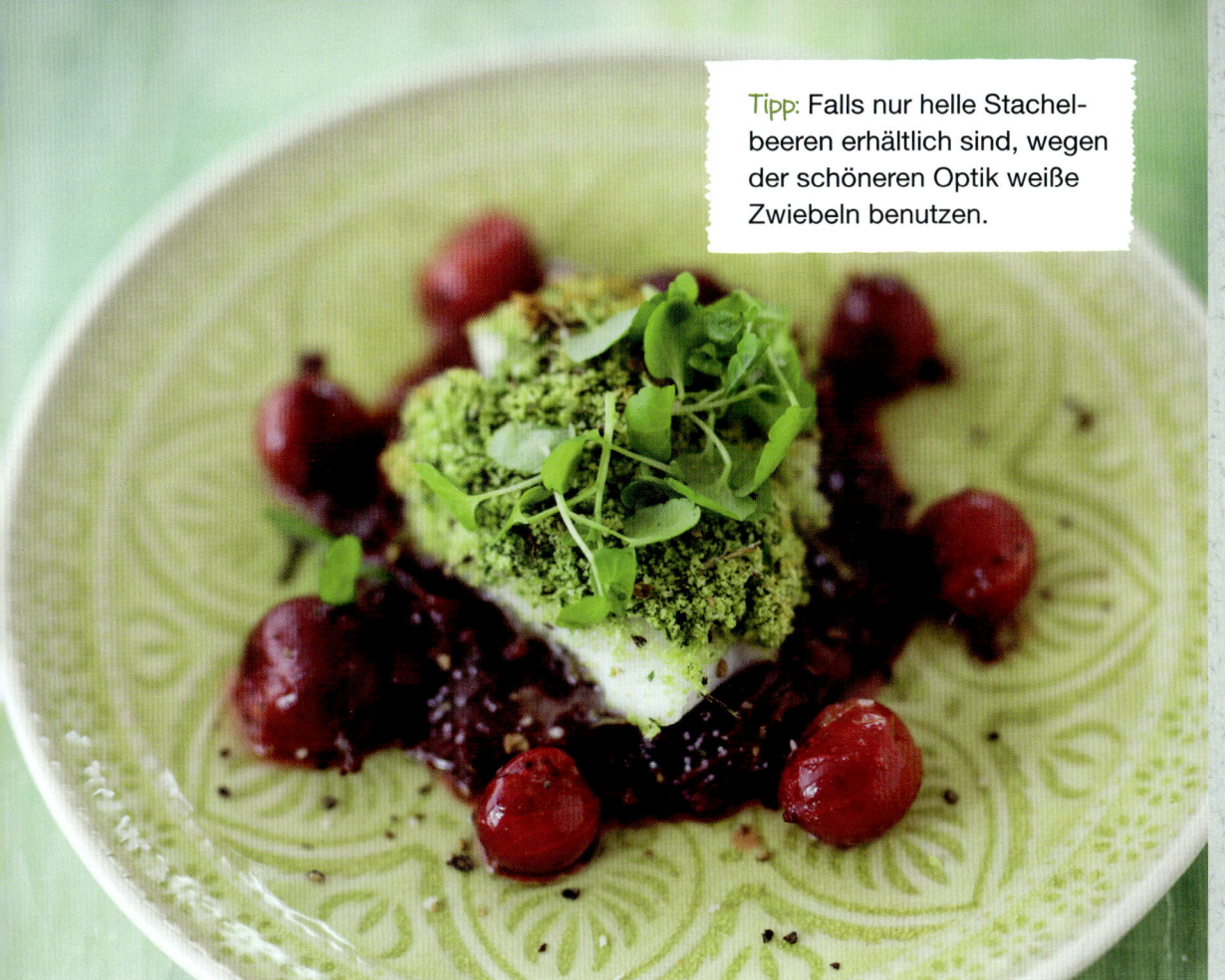

Tipp: Falls nur helle Stachelbeeren erhältlich sind, wegen
der schöneren Optik weiße
Zwiebeln benutzen.

salzen, pfeffern und zugedeckt bei niedriger Temperatur ca. 15 Minuten köcheln lassen.
Falls das Chutney zu dicklich wird, ggf. noch einige Esslöffel Wasser hinzufügen.
In der Zwischenzeit den Backofen auf 180 °C Umluft vorheizen.
Den Fisch waschen und trocken tupfen. Thymian und Petersilie waschen und trocken
schütteln. Die Thymianblättchen von den Zweigen zupfen; die Petersilie grob hacken.
Das Weißbrot entrinden und würfeln. Die Kräuter mit dem Brot und den Mandeln
im Blitzhacker mit kurzen Stößen zu einer Kräutermasse verarbeiten. 2 EL Olivenöl
untermengen; mit Salz und Pfeffer würzen.
Den Fisch in einer Auflaufform verteilen und mit dem restlichen Olivenöl bestreichen.
Die Kräutermasse darauf verteilen und leicht andrücken. Im Ofen 20 Minuten garen.
Die Brunnenkresse waschen und trocken schütteln. Die Margarine in einer Pfanne
erhitzen und die Stachelbeeren darin unter Rühren erhitzen. Das Chutney als Bett auf
Tellern anrichten und den Fisch daraufsetzen.
Die Stachelbeeren aus der Pfanne um den Fisch herum verteilen. Mit Brunnenkresse
dekorativ anrichten.

GRÜNES GEMÜSE MIT VIETNAMESISCHER KOKOSSAUCE

Zutaten für 4 Personen:

1 Zwiebel
3 Knoblauchzehen
1 rote Chilischote
4 EL Olivenöl
1 TL Kurkumapulver
1 TL Kreuzkümmelpulver
1 TL Korianderpulver
1 Dose Kokosmilch (400 ml)
grobes Meersalz (unjodiert)

150 g Zuckerschoten
150 g frisch gepellte Erbsen
2 kleine Zucchini
3 Pak Choi
1 Bund Frühlingszwiebeln
2 Handvoll Blattspinat
1 Handvoll Koriandergrün
Daikonkresse zum Garnieren

Zubereitung:

Die Zwiebel und den Knoblauch schälen und fein würfeln. Die Chilischote waschen, putzen und hacken. 2 EL Olivenöl in einem Topf erhitzen; Zwiebel, Knoblauch und Chilischote darin anschwitzen. Mit den Gewürzen bestäuben und anrösten.
Mit der Kokosmilch ablöschen, 5 Minuten kochen lassen und dann mit Meersalz abschmecken.
Die Zuckerschoten und die Erbsen waschen, die Schoten putzen. Die Zucchini waschen, putzen und würfeln. Den Pak Choi waschen, putzen und klein schneiden. Die Frühlingszwiebeln waschen, putzen und in etwa 5 Zentimeter große Stücke zerteilen. Den Spinat putzen, waschen und trocken schütteln. Das Koriandergrün waschen, trocken schütteln und zerzupfen.
Das restliche Olivenöl in einer großen Pfanne oder einem Wok erhitzen. Das Gemüse darin unter Rühren 5 Minuten braten. Das Koriandergrün hinzufügen und das Gemüse in Schälchen anrichten. Die Sauce ggf. wieder erhitzen und über das Gemüse gießen. Mit Daikonkresse garnieren.

Tipp: Wer es weniger scharf mag, entfernt die Kerne aus der Chilischote. Man kann für die Kokossauce statt Salz auch asiatische Fischsauce verwenden.

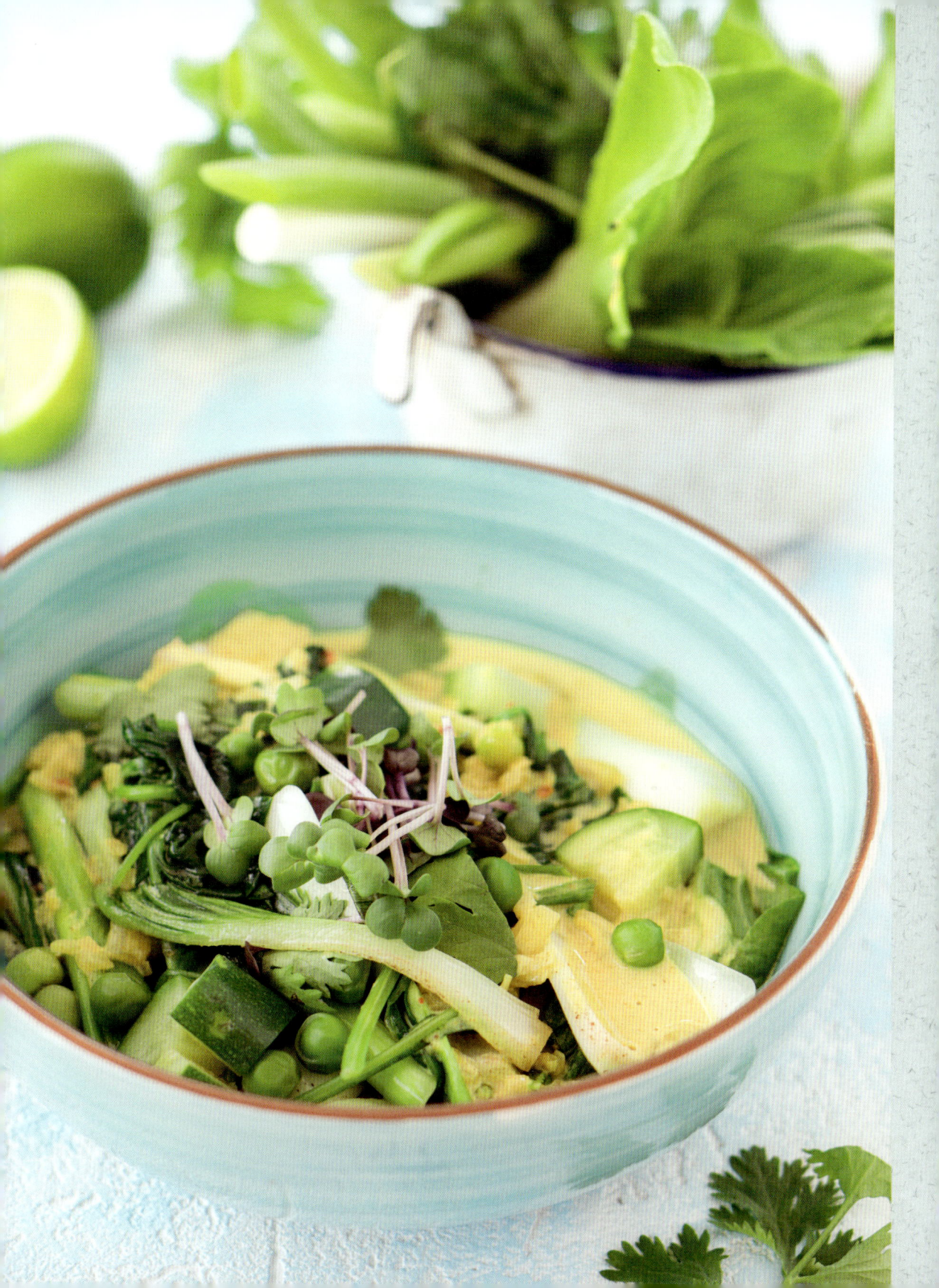

HIRSE MIT GEGRILLTER PAPRIKA, MANGOLD UND SPINAT

Zutaten für 4 Personen:
3 grüne Paprikaschoten
350 g Hirse
Salz (unjodiert)
200 g Blattspinat
250 g Mangold
250 g Brokkoliröschen (etwa 1 kleiner Brokkoli)
4 EL Olivenöl
frisch gemahlener Pfeffer
2 EL schwarzer Sesam
½ Schälchen Gartenkresse zum Bestreuen

Zubereitung:

Den Backofengrill vorheizen. Die Paprikaschoten waschen, halbieren und putzen. Mit der Hautseite nach oben grillen, bis sich die Paprikahaut schwarz verfärbt hat. Aus dem Ofen nehmen, häuten und in breite Streifen schneiden.

Die Hirse in kochendem Salzwasser 20 Minuten garen. In einem Sieb abspülen und abtropfen lassen. Den Spinat waschen und trocken schleudern. Den Mangold waschen, putzen und in Streifen schneiden. Den Brokkoli waschen und in ein wenig kochendem Salzwasser 3 Minuten vorgaren, dann in Eiswasser abschrecken und abtropfen lassen.

Das Olivenöl in einer großen Pfanne erhitzen, das Gemüse dazugeben und unter Schwenken erhitzen, bis Spinat und Mangold zusammengefallen sind. Mit Salz und Pfeffer würzen. Die Hirse hinzufügen und heiß werden lassen. Abschmecken, in Schalen anrichten und mit dem Sesam und der vom Schälchen geernteten Gartenkresse bestreuen.

Tipp: Hirse und auch Quinoa nach dem Kochen abspülen, um Bitterstoffe zu entfernen.

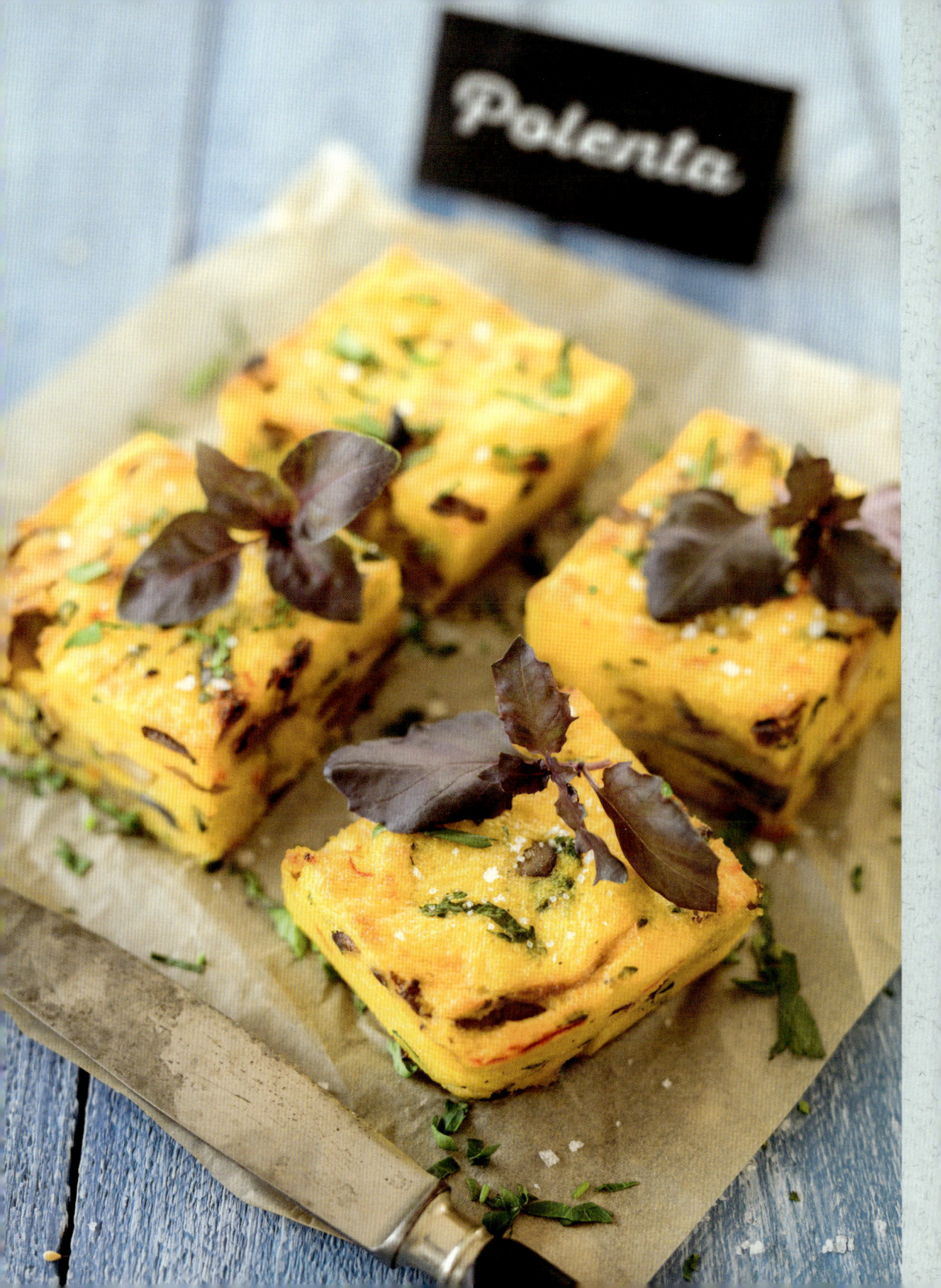

ARTISCHOCKE MIT KORIANDER-VINAIGRETTE

Zutaten für 4 Personen:

4 frische Artischocken
1 unbehandelte Zitrone
Salz (unjodiert)
2 TL Dijonsenf
3 EL weißer Balsamicoessig
1 EL Honig (oder Agavendicksaft)
60 ml mildes Olivenöl (z. B. aus Kreta)
1 Handvoll Koriandergrün
frisch gemahlener Pfeffer
Koriandergrün zum Garnieren

Zubereitung:

Die Artischocken zum Kochen vorbereiten. Dafür die Blätter waagerecht kürzen. Den Stiel flach am Artischockenboden anschneiden. Die Zitrone waschen, in 4 Scheiben schneiden, die Scheiben auf die Artischockenböden drücken und mit Küchengarn an den Artischocken festbinden.
Reichlich Salzwasser in einem breiten Topf zum Kochen bringen und die Artischocken darin 30 bis 40 Minuten garen, bis sich die Artischockenböden leicht einstechen lassen. Aus dem Kochwasser heben, abtropfen und abkühlen lassen. Während die Artischocken abkühlen, eine Vinaigrette zubereiten: Den Senf mit dem Essig und dem Honig verrühren; das Öl in einem dünnen Strahl einlaufen lassen und verschlagen. Das Koriandergrün waschen, trocken schütteln und die Blätter klein schneiden. Mit der Vinaigrette verrühren, mit Salz und Pfeffer abschmecken. Zum Verzehr die Artischockenblätter abzupfen, in die Vinaigrette tauchen und auslutschen. Danach das „Heu" in der Mitte auf dem Artischockenboden entfernen und den Boden ebenfalls mit der Vinaigrette genießen.

Tipp: Nach Belieben frisches Vollkornbrot dazu reichen.

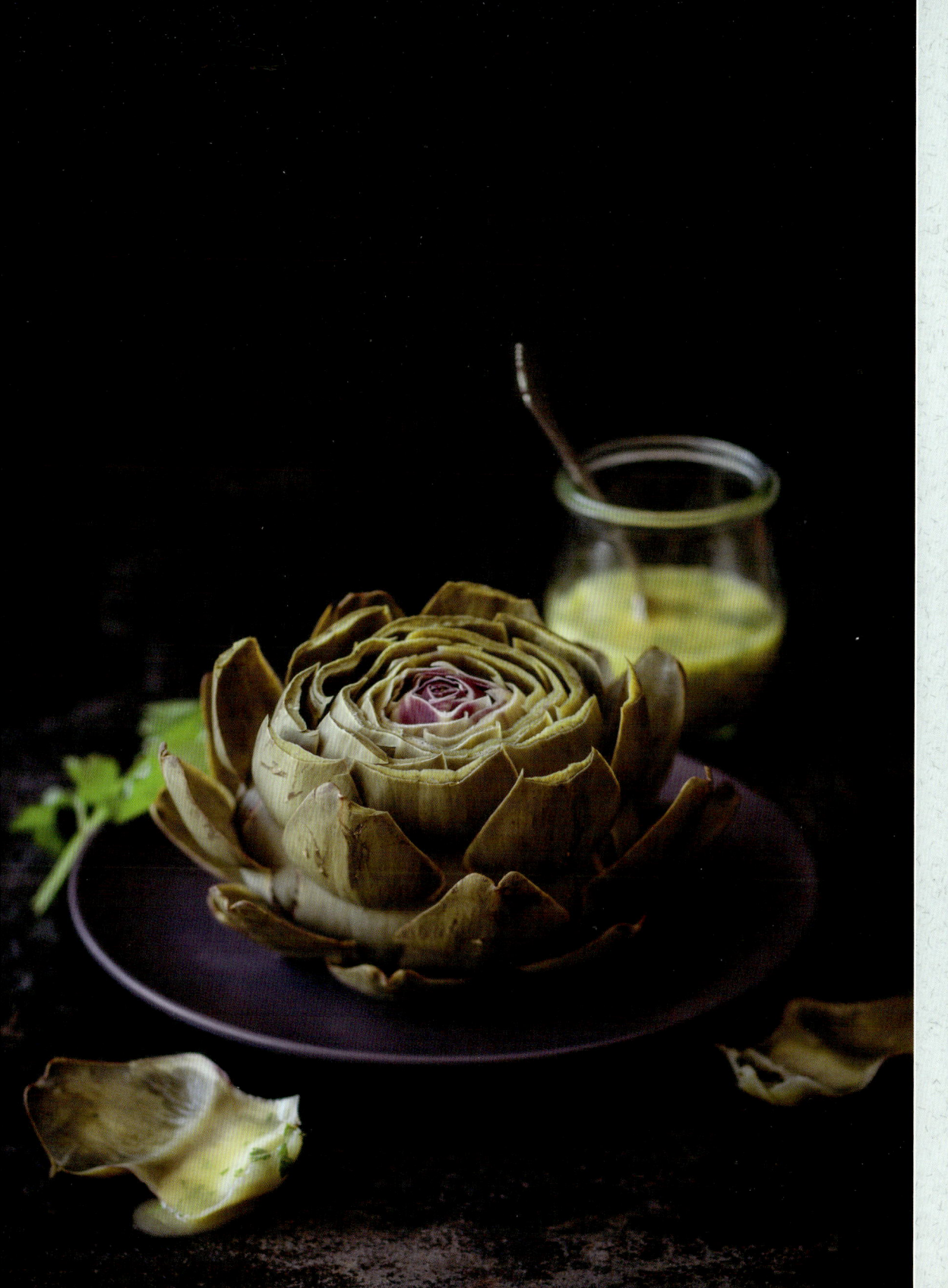

ROTE BETE AUS DEM OFEN MIT PASTINAKENPÜREE

Zutaten für 4 Personen:
8 kleine Rote Bete (à ca. 150 g)
40 ml Olivenöl
Salz (unjodiert)
750 g Pastinaken
1 Handvoll glatte Petersilie
frisch gemahlener Pfeffer
4 EL Sojaquark
Schnittlauchhalme zum Garnieren

Zubereitung:
Den Backofen auf 180 °C Umluft vorheizen. Die Rote Bete waschen, putzen, aber nicht schälen. 8 Stücke Alufolie, passend zum Einschlagen der Bete, bereitlegen. Die Rote-Bete-Knollen mit 2–3 EL Olivenöl bepinseln, salzen und in die Folie einwickeln. Im Ofen 40 Minuten garen, bis sie sich mit einem Zahnstocher einstechen lassen.
In der Zwischenzeit die Pastinaken schälen, putzen und klein schneiden. Die Petersilie waschen, trocken schütteln und die Blätter hacken. Die Pastinaken in wenig kochendem Salzwasser zugedeckt 10 Minuten garen, dann mit dem restlichen Olivenöl zu Püree verarbeiten. Ggf. noch 1–2 EL des Kochwassers hinzufügen. Die Pastinaken mit Salz und Pfeffer abschmecken; die Petersilie einrühren.
Die Rote Bete aus dem Ofen nehmen, auswickeln, tief einschneiden und etwas auseinander drücken. Zusammen mit dem Pastinakenpüree auf Tellern anrichten und die Rote Bete mit dem Sojaquark toppen. Mit Schnittlauchhalmen garnieren.

Tipp: Den Sojaquark noch mit etwas Leinöl beträufeln.

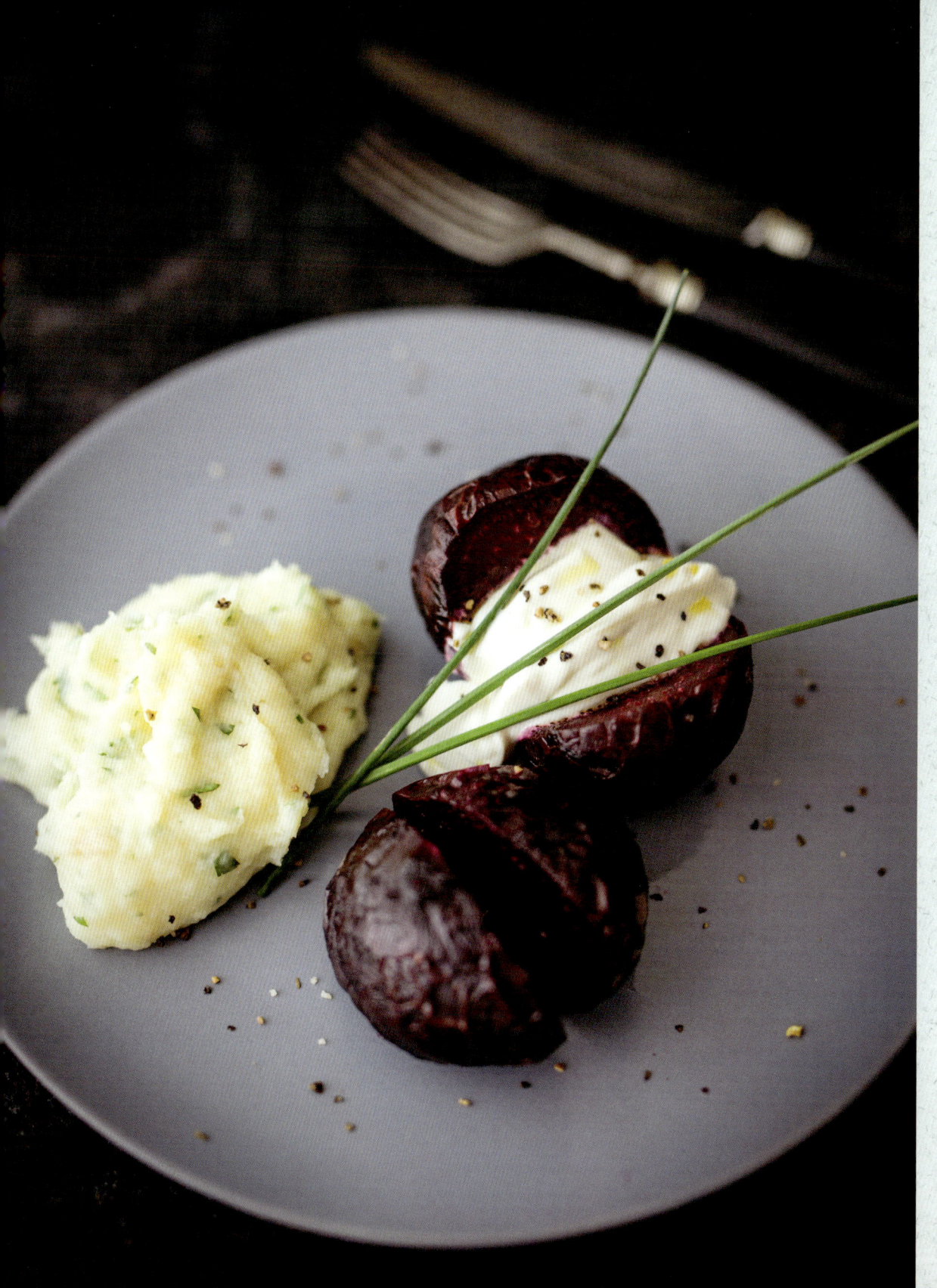

GEFÜLLTE TOMATEN MIT LINSEN UND SELLERIE

Zutaten für 4 Personen:
300 g Belugalinsen
600 ml Gemüsebrühe
2 Stangen Staudensellerie
12 Tomaten
2 EL Olivenöl
½ TL Ras el Hanout (marokkanische Gewürzmischung)
Salz (unjodiert)
frisch gemahlener Pfeffer
1 Zweig frische Minze
200 g Sojajoghurt
frische Minze zum Garnieren

Zubereitung:
Die Linsen in der kochenden Gemüsebrühe mit noch leichtem Biss garen. Abgießen und abtropfen lassen. Dabei etwa 150 Milliliter der Brühe auffangen. Den Sellerie putzen, waschen und in kleine Würfel schneiden.
Den Backofen auf 160 °C Umluft vorheizen. Die Tomaten waschen, an der Oberseite einen Deckel abtrennen und die Tomaten mit einem Kugelausstecher aushöhlen bzw. entkernen. Das Olivenöl in einer Pfanne erhitzen und den Sellerie darin anschwitzen. Die Linsen hinzufügen und mit der aufgefangenen Brühe ablöschen. Schmoren lassen, bis die Flüssigkeit verdampft ist. Mit Ras el Hanout würzen, salzen, pfeffern und in die Tomaten füllen.
Die Tomaten im Ofen 15 bis 20 Minuten backen. Die Minze waschen, trocken schütteln und die Blätter in feine Streifen schneiden. Mit dem Sojajoghurt verrühren, mit Salz und Pfeffer würzen. Die Tomaten auf Tellern anrichten, mit frischer Minze garnieren und den Minzejoghurt dazu reichen.

Tipp: Belugalinsen brauchen, im Gegensatz z. B. zu Tellerlinsen, nicht vor dem Kochen eingeweicht zu werden.

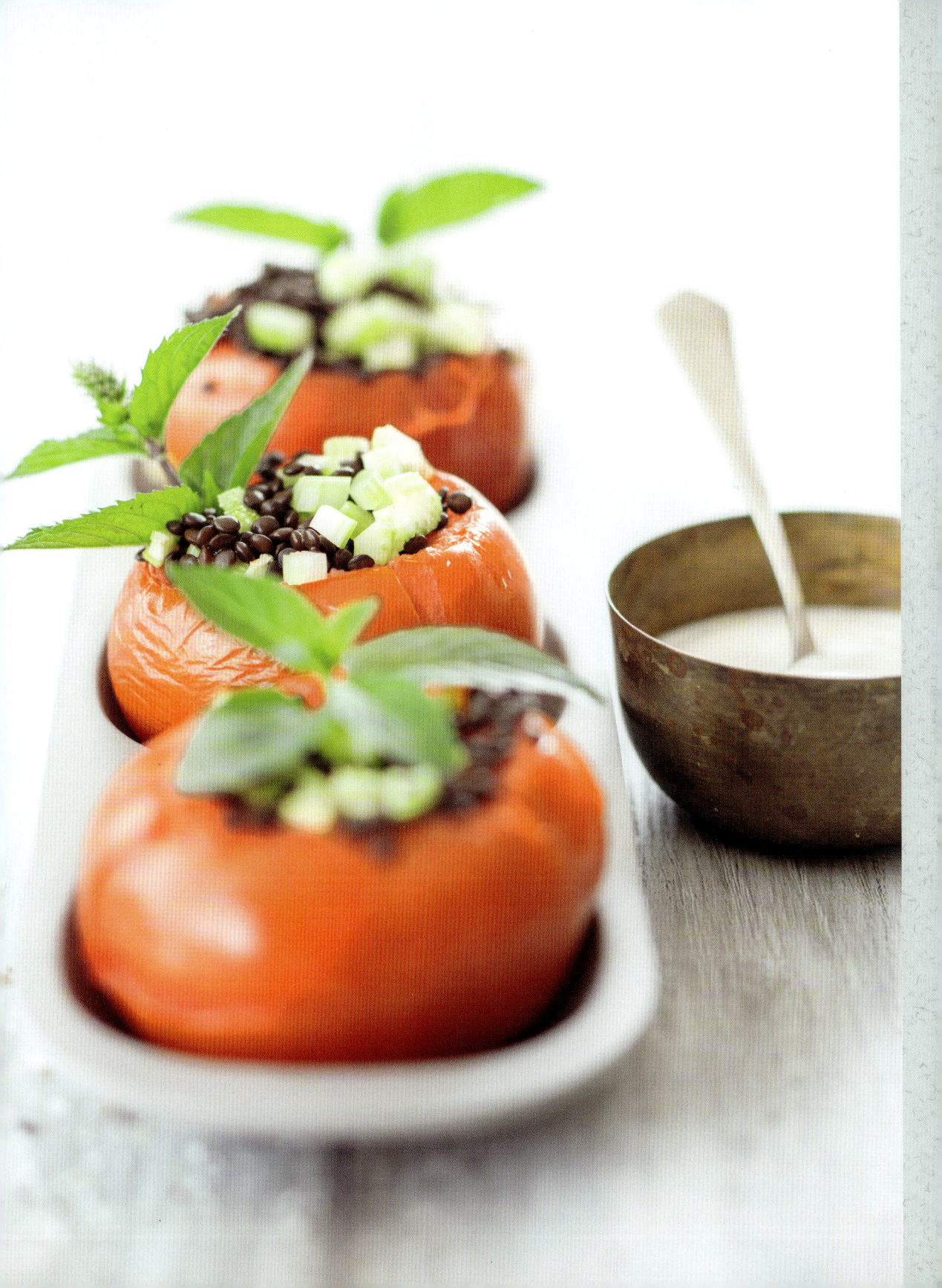

TOFU MIT SPINAT, TOMATEN UND GURKEN-SENF-SALAT

Zutaten für 4 Personen:

Für den Tofu und den Spinat

500 g Tofu
500 g Blattspinat
400 g Tomaten
4 EL Olivenöl
Salz (unjodiert)
frisch gemahlener Pfeffer

Für den Gurkensalat

1 ½ Salatgurken
2 TL körniger Dijonsenf
2 EL weißer Balsamicoessig
3 TL Honig
30 ml Olivenöl
Salz (unjodiert)
frisch gemahlener Pfeffer
Daikonkresse zum Garnieren

Zubereitung:

Den Tofu in 1 Zentimeter dicke Scheiben schneiden. Den Spinat putzen, waschen und gut abtropfen lassen. Die Tomaten waschen, putzen und in Spalten schneiden. 2 EL Olivenöl in einer Pfanne erhitzen und den Tofu darin von beiden Seiten goldbraun braten. Aus der Pfanne nehmen, warm stellen und die Tomatenspalten in der Tofupfanne bei mittlerer Temperatur schmelzen lassen. Salzen und pfeffern.
Das restliche Olivenöl in einem Topf erhitzen und den Spinat darin unter Rühren zusammenfallen lassen. Den Spinat abschmecken.
Für den Gurkensalat die Gurken waschen, putzen und würfeln. Den Senf mit dem Essig und dem Honig verrühren und mit dem Olivenöl zu einem Dressing verschlagen. Mit Salz und Pfeffer würzen. Den Tofu mit dem Spinat und den Tomaten auf Tellern anrichten und mit Kresse garnieren. Den Gurkensalat in Schälchen dazu reichen.

Tipp: Wer es würziger mag, verwendet Räuchertofu oder Paprikatofu.

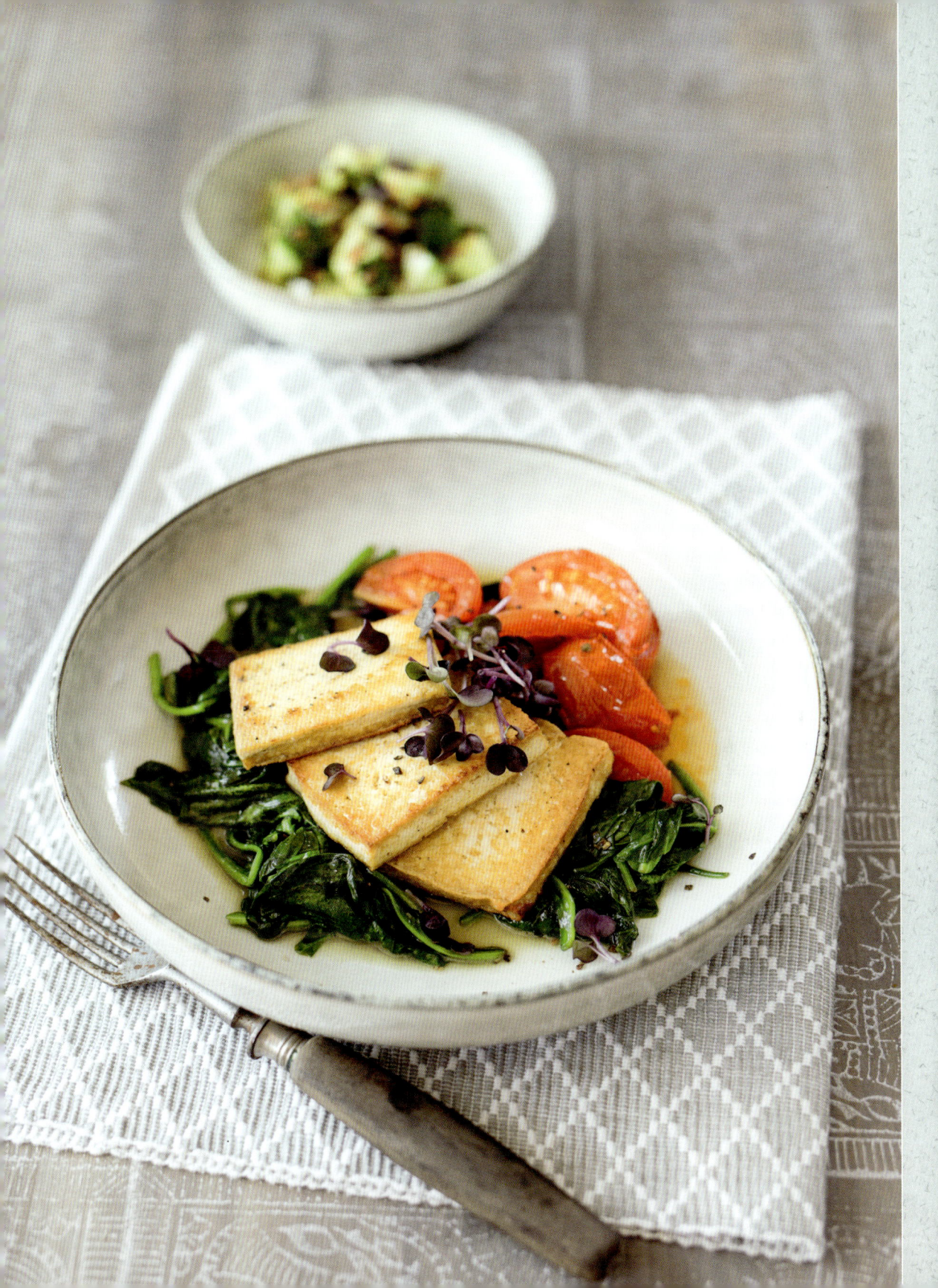

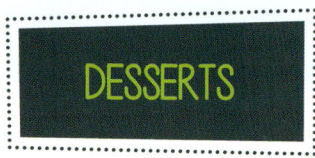

Verleihen Sie Ihrem Wohlfühlmenü den krönenden Abschluss mit einer himmlischen Nachspeise. Von raffinierten Obstkreationen über Sorbet bis Crumble ist auf den folgenden Seiten alles dabei!

PAPAYASORBET

Zutaten für 4 Personen:
1 Papaya (ca. 600 g)
Saft von 1 Limette
frische Minze zum Garnieren

Zubereitung:
Die Papaya schälen, halbieren und entkernen. Das Fruchtfleisch in Würfel schneiden und im Tiefkühler 3 Stunden einfrieren.
Kurz vor dem Servieren die Papaya etwas antauen lassen und zusammen mit dem Limettensaft mit einem Mixer cremig pürieren. Dabei zügig arbeiten, damit das Papayapüree nicht auftaut. In Schälchen anrichten und mit frischer Minze garnieren.

Tipp: Funktioniert auch mit anderen Früchten, wie z. B. Mango, Ananas oder Beerenfrüchten.

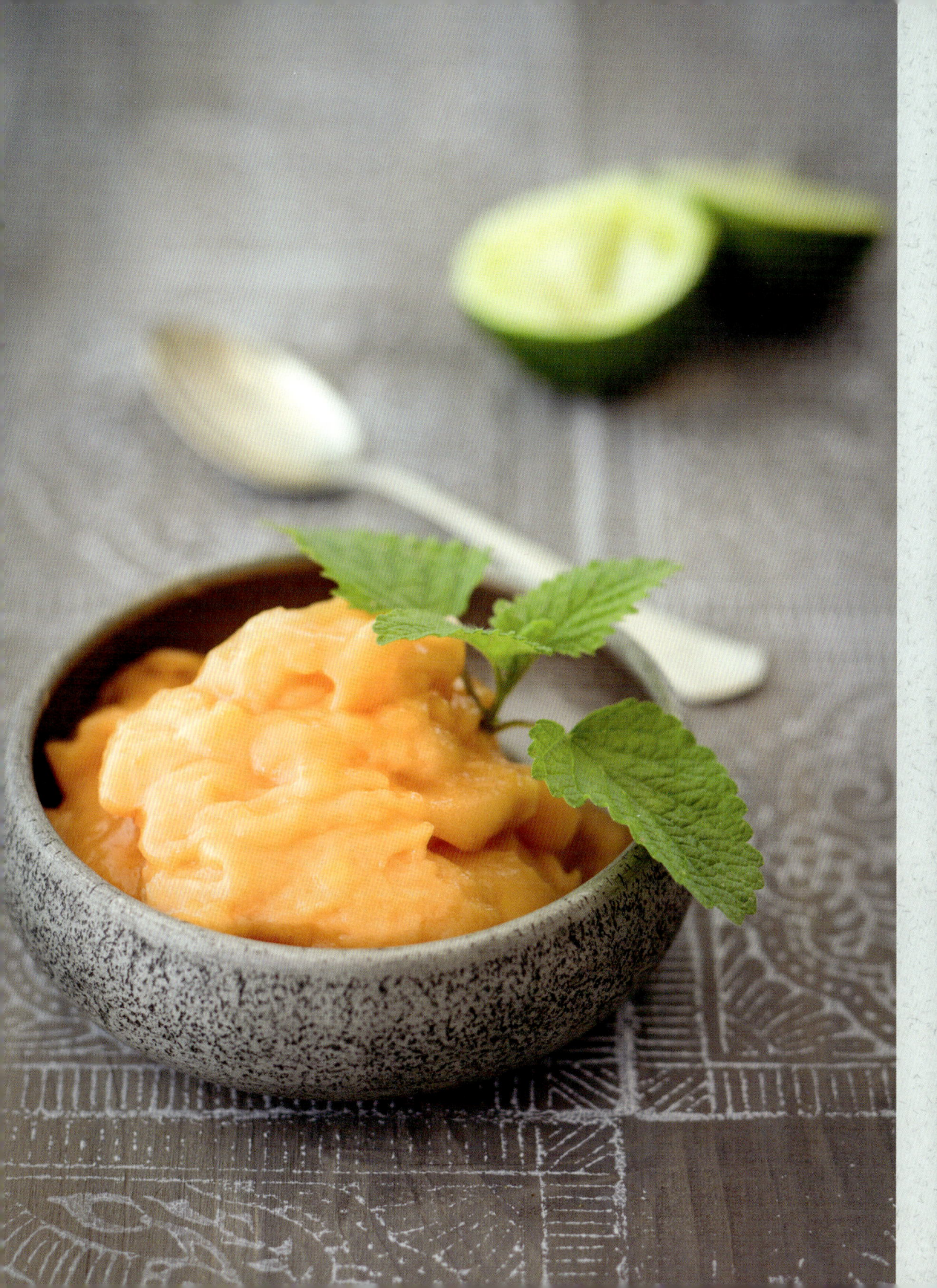

APRIKOSENSPIESSE MIT GRÜNTEE-JOGHURT-DIP

Zutaten für 4 Personen:
12 große Aprikosen
8 lange Rosmarinzweige
350 g Sojajoghurt
2 EL Honig
½ TL Grünteepulver
4 EL Olivenöl
Chiliflocken zum Bestreuen

Außerdem:
Grillpfanne

Zubereitung:
Die Aprikosen waschen, halbieren und entkernen. Den Rosmarin waschen und trocken schütteln, die Blätter von den Zweigen streifen, dabei aber oben an den Zweigen dekorativ einige Rosmarinblätter stehen lassen. Die Zweige anspitzen und jeweils 3 Aprikosenhälften auf einen Rosmarinzweig ziehen.

Die gespießten Aprikosen in einer Grillpfanne ohne Fett von beiden Seiten insgesamt 5–10 Minuten garen, bis sie ein Grillmuster bekommen haben. In der Zwischenzeit den Sojajoghurt mit dem Honig und dem Grünteepulver verrühren und in Schälchen verteilen.

Die Aprikosenspieße auf Tellern anrichten, mit dem Olivenöl beträufeln und nach Belieben mit Chiliflocken bestreuen. Den Grüntee-Dip dazu reichen.

Tipp: Sind keine langen Rosmarinzweige erhältlich, können natürlich auch Schaschlikspieße aus Holz benutzt werden.

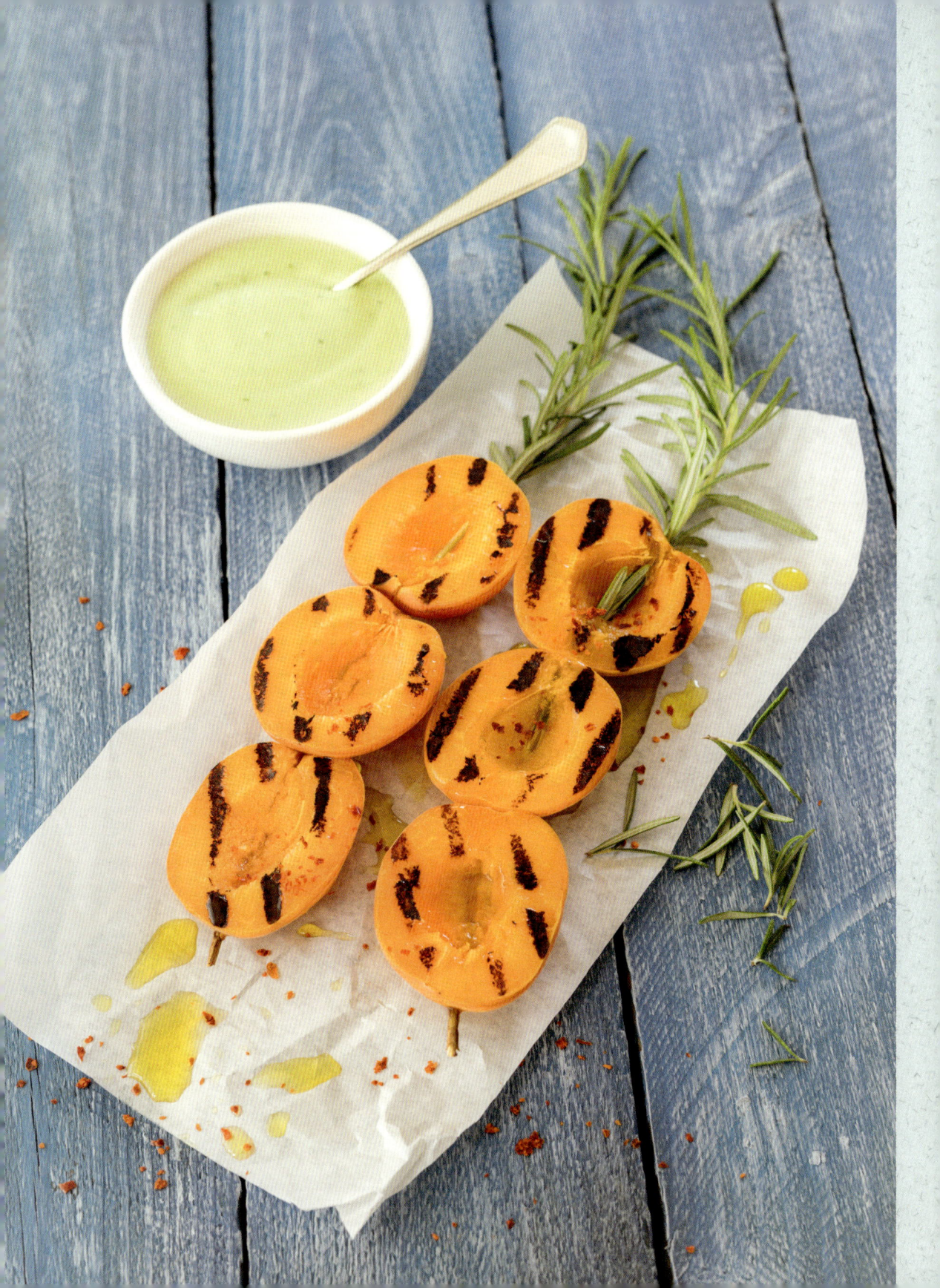

WEINBERGPFIRSICH-KOMPOTT MIT LAVENDEL

Zutaten für 4 Personen:

1 kg Weinbergpfirsiche
100 ml frisch gepresster Grapefruitsaft
300 ml heller Traubensaft
½ TL getrocknete Lavendelblüten

Zubereitung:

Die Pfirsiche waschen, trocken reiben, vierteln und dabei entkernen. Die Säfte zusammen mit den Lavendelblüten aufkochen, etwa 5 Minuten köcheln und dann neben dem Herd 1 Stunde ziehen lassen.

Die Flüssigkeit durch ein feines Sieb in einen sauberen Topf filtern. Nochmals zum Kochen bringen und die Pfirsiche in den Saft geben. Einmal aufkochen und zugedeckt abkühlen lassen. Im Kühlschrank bis zum Servieren kalt stellen. Die Pfirsiche und den Saft in tiefen Tellern anrichten und mit Lavendelblüten garnieren.

Tipp: Schmeckt auch hervorragend mit Salbeiblüten oder getrockneten Rosenblüten.

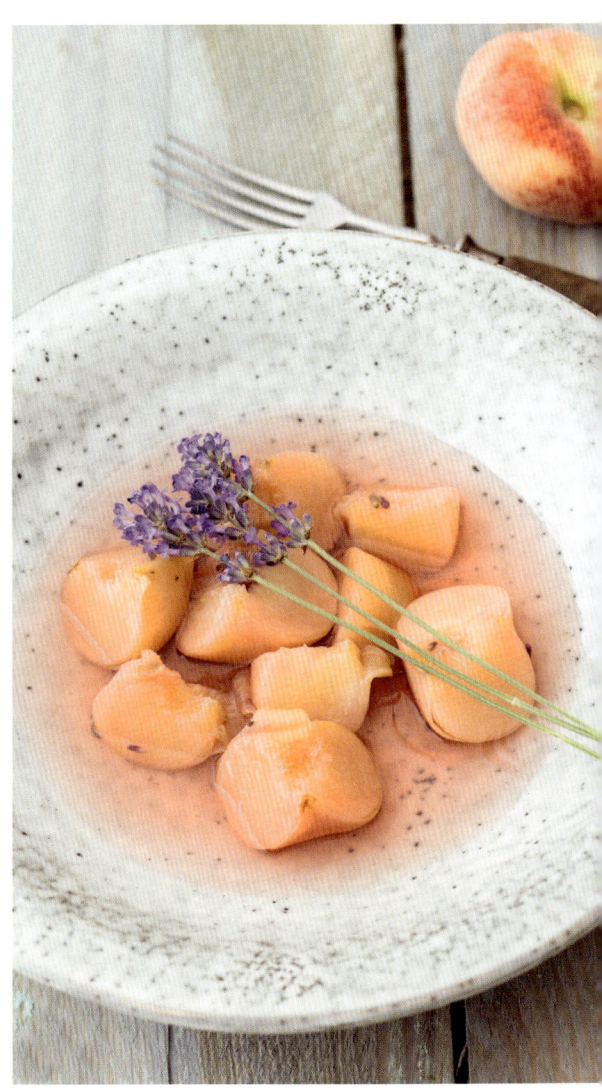

ANANAS-GRANATAPFELSALAT

Zutaten für 4 Personen:
600 g Ananasfruchtfleisch
(ca. 800 g frische Ananas)
1 Granatapfel
1 Handvoll frische Zitronenmelisse
40 g Kürbiskerne
300 g Sojajoghurt
Minzespitzen zum Garnieren

Zubereitung:
Die Ananas schälen. Zuerst in Scheiben, dann in Würfel schneiden. Den Granatapfel andrücken, halbieren und die Kerne (am besten im Waschbecken) ausbrechen.
Die Zitronenmelisse waschen, trocken schütteln und die Blätter in Streifen schneiden. Die Kürbiskerne in einer trockenen Pfanne duftend rösten. Die Ananas mit den Granatapfelkernen und der Zitronenmelisse vermengen. Auf Tellern anrichten, die abgekühlten Kürbiskerne darauf verteilen und den Sojajoghurt dazu reichen. Mit Minzespitzen garnieren.

Tipp: Die Ananas ist reif, wenn sich die Blätter oben auf der Frucht leicht abzupfen lassen.

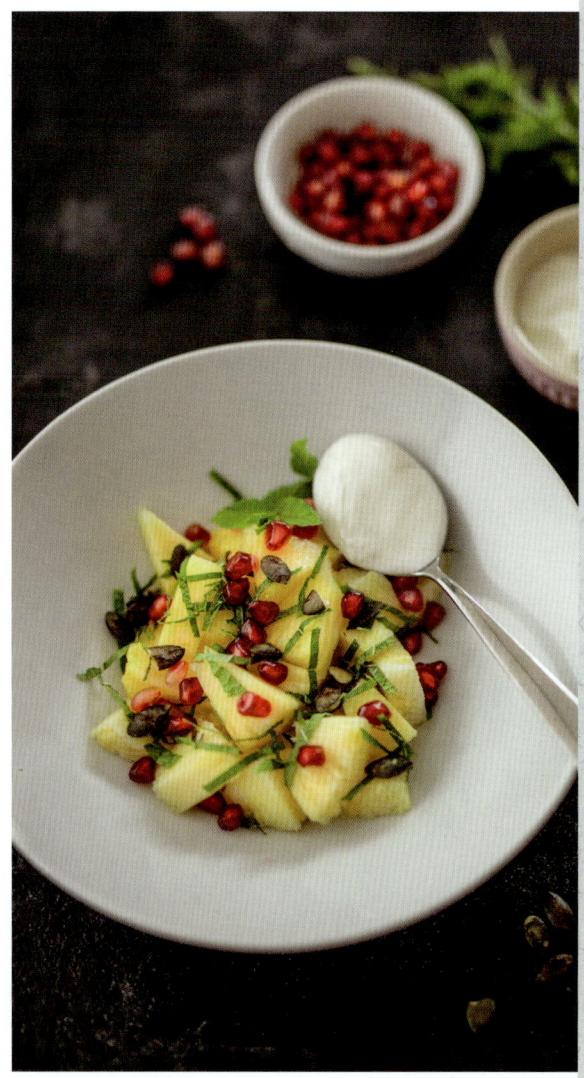

HEIDELBEER-KÄSEKUCHEN IM GLAS

Zutaten für 4 Personen:
30 g getrocknete Datteln ohne Stein
40 g Cashewkerne
30 g ganze Haselnusskerne
30 g getrocknete Cranberrys
150 g Heidelbeeren
400 g Sojajoghurt
2 TL Flohsamenschalen
Heidelbeeren zum Garnieren
frische Minze zum Garnieren

Außerdem:
Blitzhacker
4 kleine Portionsgläser

Zubereitung:
Die Datteln klein schneiden; die
Cashewkerne und die Haselnüsse
hacken. Datteln, Cranberrys, Cashewkerne und Haselnüsse in einem Blitzhacker zu einer Paste verarbeiten und
als Boden in kleine Portionsgläser
drücken.
Die Heidelbeeren waschen und mit
Küchenpapier trocken tupfen. Mit dem
Joghurt in einem Mixer pürieren, die
Flohsamenschalen einrühren und die
entstandene Joghurtmasse in die Gläser füllen. Im Kühlschrank 3 Stunden
kalt stellen und fest werden lassen.
Mit Heidelbeeren und frischer Minze
garnieren.

Tipp: Das Dessert ist laktosefrei, vegan
und glutenfrei.

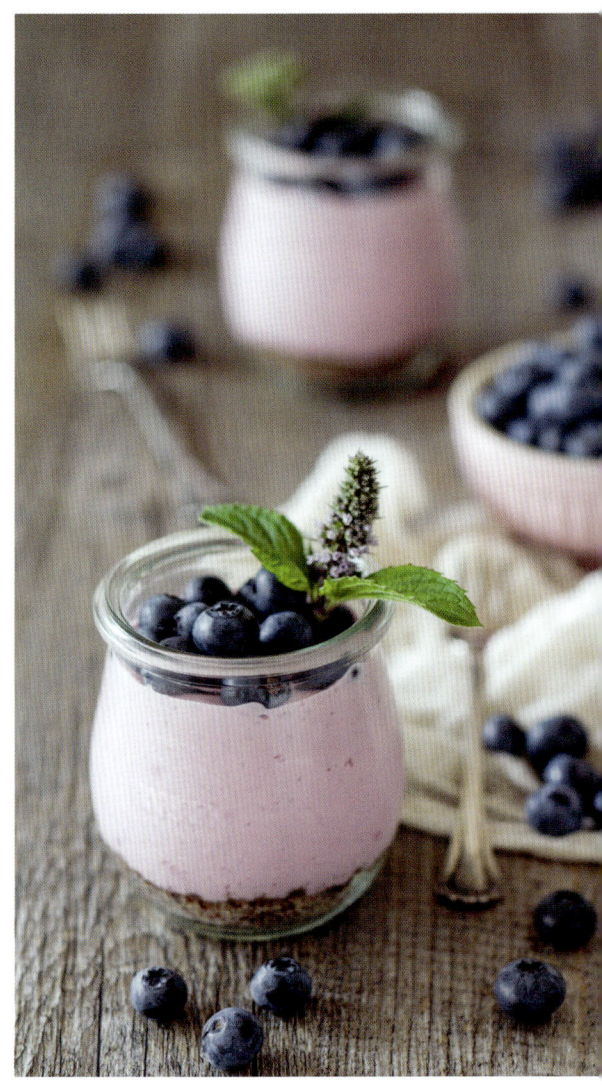

CHIAPUDDING MIT BROMBEEREN

Zutaten für 4 Personen:
200 g Brombeeren
300 ml Sojamilch
200 g Sojajoghurt
4 EL helle Chiasamen
Brombeeren zum Garnieren
Amaranth-Pops zum Bestreuen

Zubereitung:
Die Brombeeren waschen und mit
Küchenpapier trocken tupfen. Mit der
Sojamilch und dem Joghurt in einem
Mixer pürieren und mit den Chiasamen
verrühren. Im Kühlschrank 2 Stunden
ausquellen lassen und dann in kleinen
Schälchen anrichten.
Mit Brombeeren garnieren und mit
Amaranth-Pops bestreuen.

Tipp: Wer den Pudding etwas süßer
mag, kann bis zu 2 EL Honig (bezogen
auf die Gesamtmenge) hinzufügen.

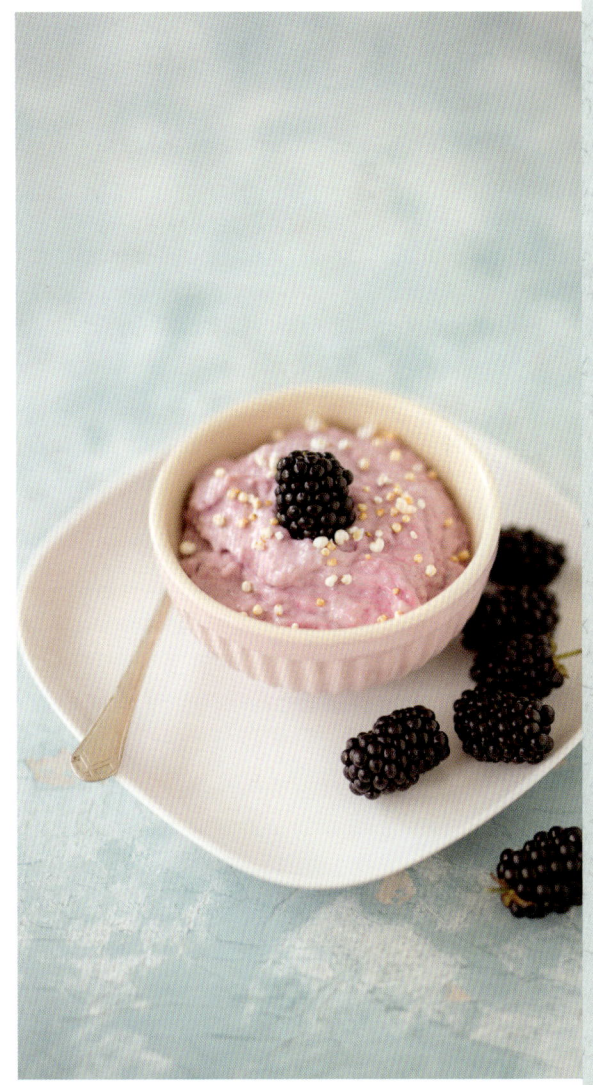

GEBRATENE PFIRSICHE MIT HIMBEERSAUCE UND HASELNÜSSEN

Zutaten für 4 Personen:
200 g süße Himbeeren
6 vollreife Pfirsiche
80 g Haselnüsse

Außerdem:
Grillpfanne

Zubereitung:
Die Himbeeren in einem Topf unter Rühren kurz aufkochen lassen. Durch ein feines Haarsieb streichen, bis im Sieb nur noch die Kerne übrig sind. Dabei auch gegen Ende das dickliche Himbeermark unter dem Sieb abstreichen und auffangen.
Im Kühlschrank 1 Stunde kalt stellen.
Die Pfirsiche waschen, halbieren und entkernen. Die Haselnüsse grob hacken.
Die Pfirsichhälften in einer heißen Grillpfanne oder auf einem Grill auf beiden Seiten mit einem Grillmuster versehen. Auf Tellern anrichten, mit dem Himbeermark beträufeln und mit den Haselnüssen bestreuen.

Tipp: Tiefgekühlte Himbeeren sind weniger geeignet, da sie meist zu säuerlich sind. Gegebenenfalls mit ca. 3–4 EL Honig (bezogen auf die Gesamtmenge) süßen.

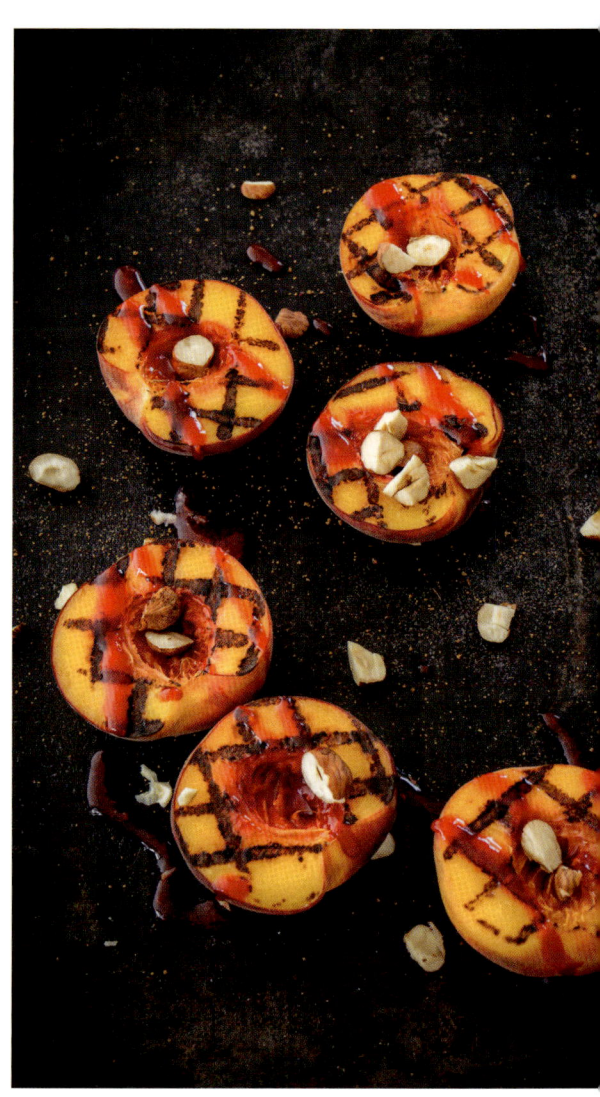

APFEL-HIMBEER-CRUMBLE

Zutaten für 4 Personen:
100 g glutenfreies Mehl
50 g gemahlene Mandelkerne (geschält)
½ TL Zimtpulver
1 EL Kokosblütenzucker
50 g vegane Butter (kalt)
3–4 Äpfel
120 g Himbeeren
Pflanzenfett für die Form

Außerdem:
Auflaufform (15 x 20 cm)

Zubereitung:
Den Backofen auf 180 °C Umluft
vorheizen. Das Mehl mit den Mandeln,
dem Zimtpulver und dem Zucker vermischen. Die Butter in kleinen Stücken
hinzufügen und alles zwischen den
Händen zu Streuseln verreiben.
Die Äpfel waschen, schälen, halbieren, entkernen und in dünne Spalten
schneiden. Die Himbeeren in einem
Sieb kurz abspülen und mit Küchenpapier trocken tupfen. Die Apfelspalten in
einer gefetteten Auflaufform verteilen,
mit den Himbeeren belegen und die
Streusel gleichmäßig darüberstreuen.
Im Ofen backen, bis die Streusel goldbraun sind. Etwas abkühlen lassen und
servieren.

Tipp: Kokosblütenzucker ist z. B. im
Internet, in Reformhäusern, Drogerie-
märkten und vielen anderen Geschäf-
ten erhältlich.

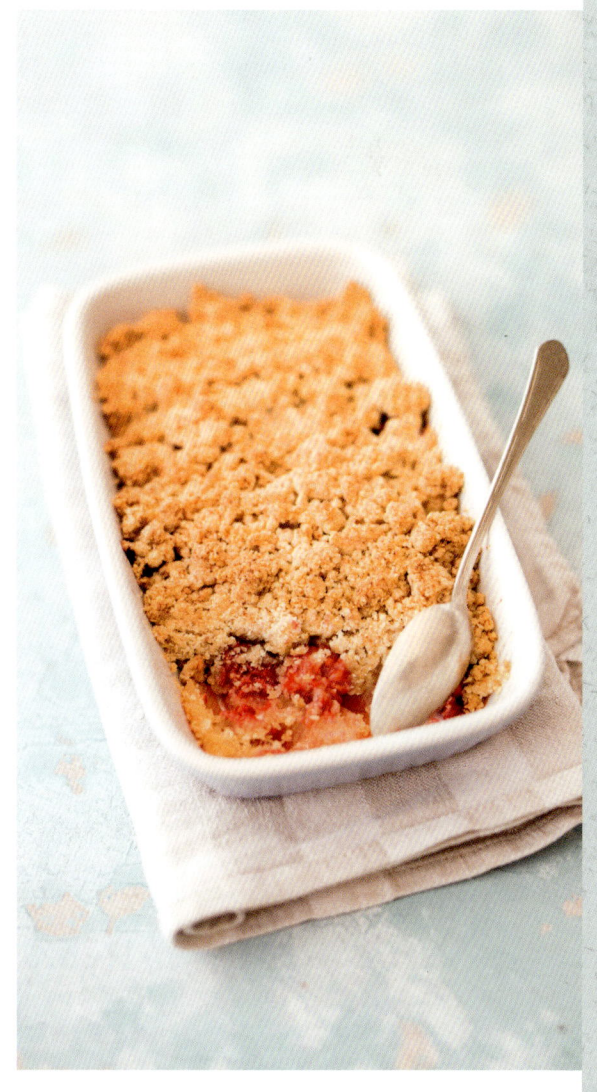

HEILTEES

Das Angebot an basischen Heiltees ist sehr groß. Sie können die Teemischungen aber auch im Handumdrehen selbst nach eigenen Vorlieben zusammenstellen. Natürlich sollten Sie die Heilkräuter aufgrund möglicher Wechselwirkungen nicht wahllos kombinieren. Deshalb finden Sie nachfolgend einige Kräuterempfehlungen für basische Morgen- und Abendtees. Sie können diese Kräuter problemlos kombinieren.

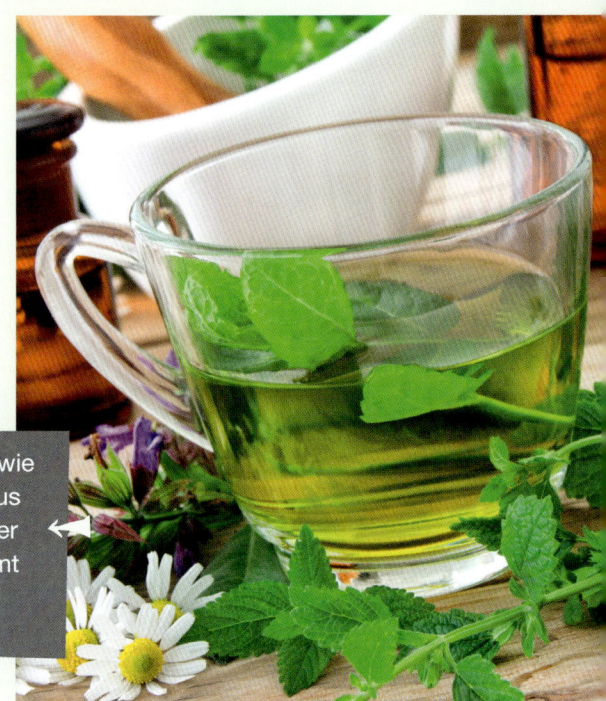

Heiltees können entweder aus einzelnen Kräutern wie Pfefferminze, Kamille oder Salbei bestehen oder aus Kräuterkombinationen. Allerdings sollten die Kräuter bei letzterer Variante immer aufeinander abgestimmt sein.

Basischer Morgentee

Für den Morgentee, den Sie am besten auf nüchternen Magen trinken sollten, werden folgende Heilkräuter empfohlen:

- Birkenblätter: stark harntreibend, blutreinigend
- Brennnesselblätter: entgiftend, blutbildend, blutreinigend
- Brombeerblätter: schleimlösend, blutreinigend, wirksam gegen Durchfall
- Fenchel: antibakteriell, entspannend, harntreibend, krampflösend, schleimlösend
- Lindenblüten: beruhigend und blutreinigend
- Löwenzahnblätter: regen Galleproduktion in der Leber an, verdauungsfördernd, entgiftend
- Melissenblätter: anregend, antibakteriell, aufmunternd, beruhigend, krampflösend, kühlend, schmerzstillend, schweißtreibend
- Rosmarin: adstringierend, anregend, antibakteriell, entspannend, entzündungshemmend, krampflösend, schmerzstillend

Basischer Abendtee

Trinken Sie den Abendtee nicht direkt vor dem Zubettgehen, sondern etwa zwei Stunden vorher. So vermeiden Sie Harndrang während der Bettruhe.
Die folgenden Heilkräuter eignen sich zur Zubereitung Ihres Abendtees:

- Beifußkraut: antibakteriell, beruhigend, durchblutungsfördernd, galletreibend, krampflösend, stärkend, verdauungsfördernd
- Fenchel: antibakteriell, entspannend, harntreibend, krampflösend, schleimlösend
- Kornblumenblüten: adstringierend, verdauungsfördernd
- Lindenblüten: beruhigend und blutreinigend
- Spitzwegerichkraut: antibakteriell, adstringierend, blutreinigend, entzündungshemmend, harntreibend, schleimlösend
- Wegwarte: adstringierend, anregend, blutreinigend, entzündungshemmend

Die richtige Zubereitung und Anwendung von Heiltees

- Trinken Sie täglich 1 bis 2 Tassen der beiden Heiltees in langsamen Schlucken und verzichten Sie dabei auf Süßungsmittel.
- So bereiten Sie Heiltees am besten zu: Überbrühen Sie 1 gehäuften TL der Kräutermischung mit 1 Tasse kochendem Wasser und lassen Sie den Tee 5 bis 10 Minuten ziehen; danach seihen Sie ihn ab. Sie können das Heilkraut alternativ auch in heißem Wasser bis zu 3 Minuten kochen und dann abseihen.

HEILFASTEN

Fastenkuren sollen die Ausleitung von Gift- und Schlackenstoffen über den Darm ermöglichen. Der vorübergehende, kontrollierte Nahrungsentzug kann als Heilfastenkur auch dazu beitragen, Beschwerden zu lindern und chronische Erkrankungen günstig zu beeinflussen.

Die regelmäßige Entlastung des Darms von der Verdauungsarbeit und die Ausscheidung von giftigen Begleit- und Abbaustoffen aus der Nahrung während einer Fastenkur können sich auf den gesamten Organismus und das Wohlbefinden positiv auswirken. Auch das Immunsystem profitiert.

Wird keine Nahrung zugeführt, schaltet der Körper nach ein bis zwei Tagen auf den Hungerstoffwechsel um, damit so wenig Energie wie möglich verbraucht wird. Der Blutdruck sinkt, Kreislauf und Herz werden entlastet und der Körper wird entwässert. Pro Tag verlieren Fastende etwa 400 Gramm Gewicht, anfangs vor allem Wasser und Muskelsubstanz – wenn kein Eiweiß zugeführt wird. Bei kurzer Fastenzeit wird dieser Verlust rasch wieder ausgeglichen.

Naturheilkunde Fasten, wenn es mit nachhaltigen Veränderungen des Lebensstils, der Ess- und Bewegungsgewohnheiten kombiniert wird, ist eine wirksame Methode, um Übergewicht abzubauen und Folgeerkrankungen (Diabetes, Gicht, Arteriosklerose) vorzubeugen.

Wiederholte Fastenkuren senken das Risiko von Herz-Kreislauf-Erkrankungen (Bluthochdruck, Herzinfarkt, Schlaganfall). Fasten soll auch bei Verdauungsproblemen, Leber- und Venenleiden, rheumatischen Beschwerden, Haut- und Nierenleiden, Kopfschmerzen und Migräne helfen. Darüber hinaus wird es zur Krebsvorbeugung empfohlen.

Zur Entschlackung, Entgiftung oder Regeneration sind folgende Arten des Heilfastens besonders bekannt:

- Saftfasten: Es werden nur Obst- und Gemüsesäfte getrunken.
- Teefasten: Auf feste Nahrung und Säfte wird komplett verzichtet. Man trinkt ausschließlich Tee und stilles Wasser.
- Molkefasten: Auf feste Nahrung wird komplett verzichtet. Tagsüber werden ein Liter Molke, ein halber Liter Obstsaft und drei Liter stilles Wasser getrunken, zusätzlich morgens ein Glas Sauerkraut- oder Pflaumensaft zur Darmreinigung und Entgiftung.
- Früchtefasten: Es werden nur Früchte, Gemüse, Kräuter und Nüsse konsumiert.
- Buchinger-Fastenkur: Es werden Gemüsebrühe und Säfte verzehrt. Diese enthalten kaum Kalorien, aber Vitamine und Mineralstoffe. Dadurch sinkt die Stoffwechselbelastung. Einläufe zur Darmreinigung kommen hinzu.

Ihre Detox-Strategie für mehr Energie

- Mayr-Kur: Bestandteile sind Wasser trinken, salinische Abführmittel (Bitter-, Glaubersalz), Kräutertee, Gemüsebrühe, Kauen altbackener Brötchen mit etwas Milch, Bewegung und wechselwarme Wasseranwendungen sowie spezielle Bauchmassagen.
- Schroth-Kur: Hier wechseln Trinktage und sogenannte Trockentage ab.

Lassen Sie sich vor einer Fastenkur immer erst von Ihrem Arzt untersuchen und bestätigen, dass eine solche Kur für Sie geeignet ist.

Kontraindikationen Fastenkur

- Schwangere und stillende Frauen
- Blutungsneigung (Bluter)
- Kinder unter zehn Jahren
- Schilddrüsenüberfunktion
- Durchblutungsstörungen des Gehirns
- Typ-1-Diabetes
- Krebserkrankung
- Untergewicht
- Psychische Erkrankungen

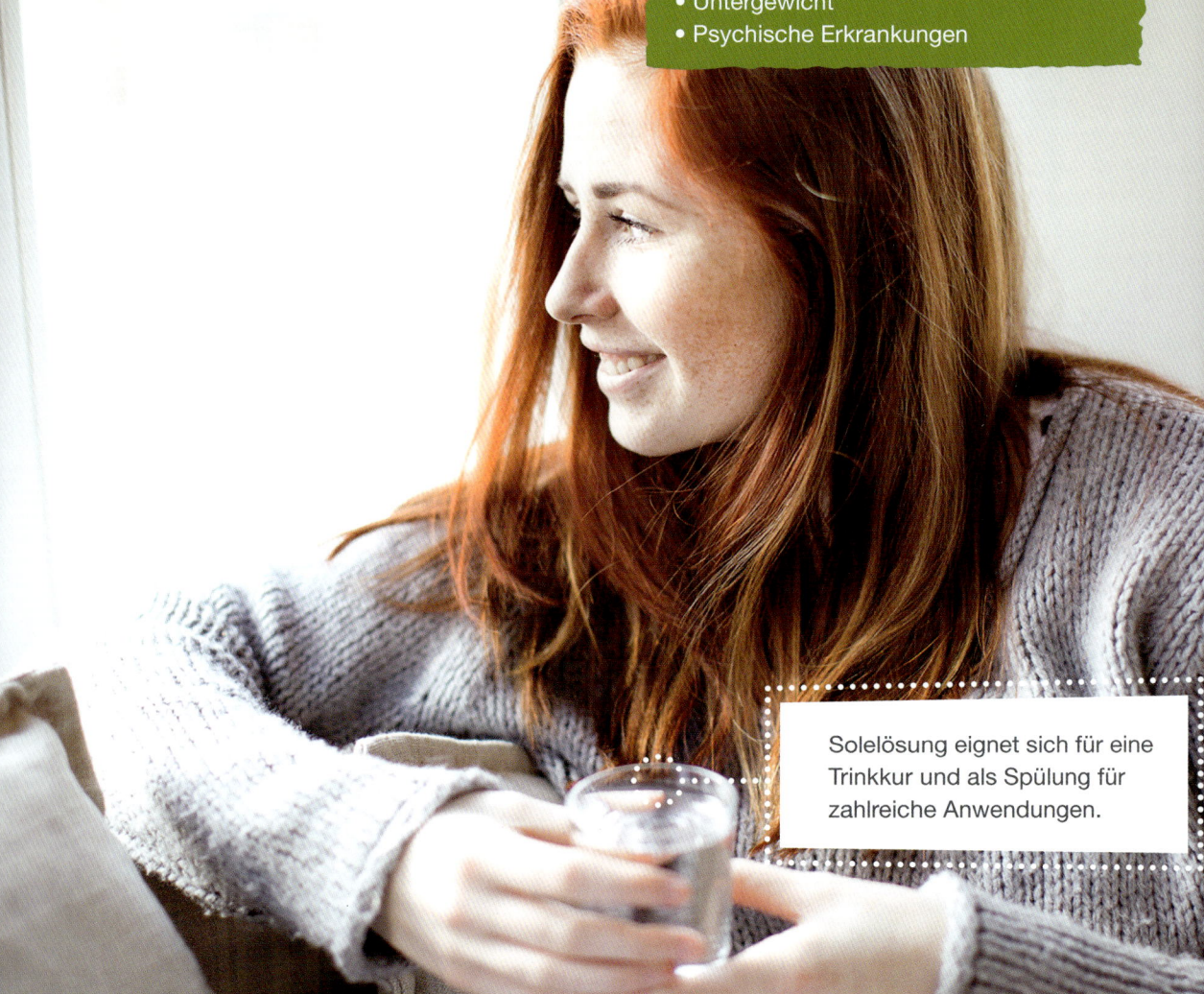

Solelösung eignet sich für eine Trinkkur und als Spülung für zahlreiche Anwendungen.

TRINKKUREN

Bei einer Trinkkur (Brunnenkur) wird Wasser aus Heilquellen zu therapeutischen Zwecken regelmäßig über einen längeren Zeitraum getrunken. Das ausleitende Verfahren soll die Ausschwemmung von Gift- und Schlackenstoffen über die Nieren und die Harnausscheidung fördern. Diese Form der Kur wurde bis ins 20. Jahrhundert hinein bei zahlreichen Krankheiten verordnet und war die in deutschen Kurorten am häufigsten praktizierte Kurform.

Bronzezeitlichen Funden zufolge war die Trinkkur schon in vorrömischer Zeit bekannt. Vor allem in der Antike nutzte man ausgiebig solche Kuren. Diese Tradition fand ihre Fortsetzung in italienischen und französischen Kurorten und kam anschließend auch in Deutschland, Böhmen und Polen in Mode. Im 19. Jahrhundert wurden Kurorte mit natürlichen sauren Mineralquellen bevorzugt. Die erste Badeschrift aus Karlsbad über die Trinkkur erschien im Jahr 1522. Sie empfahl mineralisches Wasser bei Gallen- und Lebererkrankungen.

Mittelpunkt des Kurorts war die Trinkhalle, als Ansicht häufig auf Badegläsern eingraviert. Der Badegast schöpfte Quellwasser aus dem Brunnen oder ließ es sich ans Bett bringen. Gewisse Nebenwirkungen mancher Quellen galten als durchaus erwünscht, etwa Erbrechen. Zudem wirken die meisten Heilwässer, in großen Mengen konsumiert, stark abführend – also entschlackend und entgiftend.

Naturheilkunde Die Trinkkur wird mit Sole (Salzwasserlösung) durchgeführt, wirkt belebend auf die Verdauung und stärkt die Abwehrkraft. Höher konzentrierte Salzwässer aktivieren den Darm (Peristaltik). Bei Trinkkuren verwendet man in der Regel schwach konzentrierte Natriumchloridwässer. Die kurmäßige Salzmenge beträgt etwa zwei Gramm täglich. Auch für Bluthochdruckkranke ist die Trinkkur – trotz der Salzzufuhr – geeignet, da sie blutdrucksenkend wirkt. Die regulierende Wirkung von Solewässern auf die Verdauung ist wissenschaftlich anerkannt.

Für eine Trinkkur benutzen Sie verdünnte Sole:

- Einige Tropfen oder 1 TL Sole in ein Glas Quellwasser geben und täglich trinken, morgens auf nüchternen Magen oder in einem halben Liter Quellwasser aufgelöst über den Tag verteilt.
- Die Kur können Sie sechs Wochen durchführen.
- Hinweis: Fragen Sie Ihren Arzt, wenn Sie an einer Herz-Kreislauf- oder Nierenerkrankung leiden.

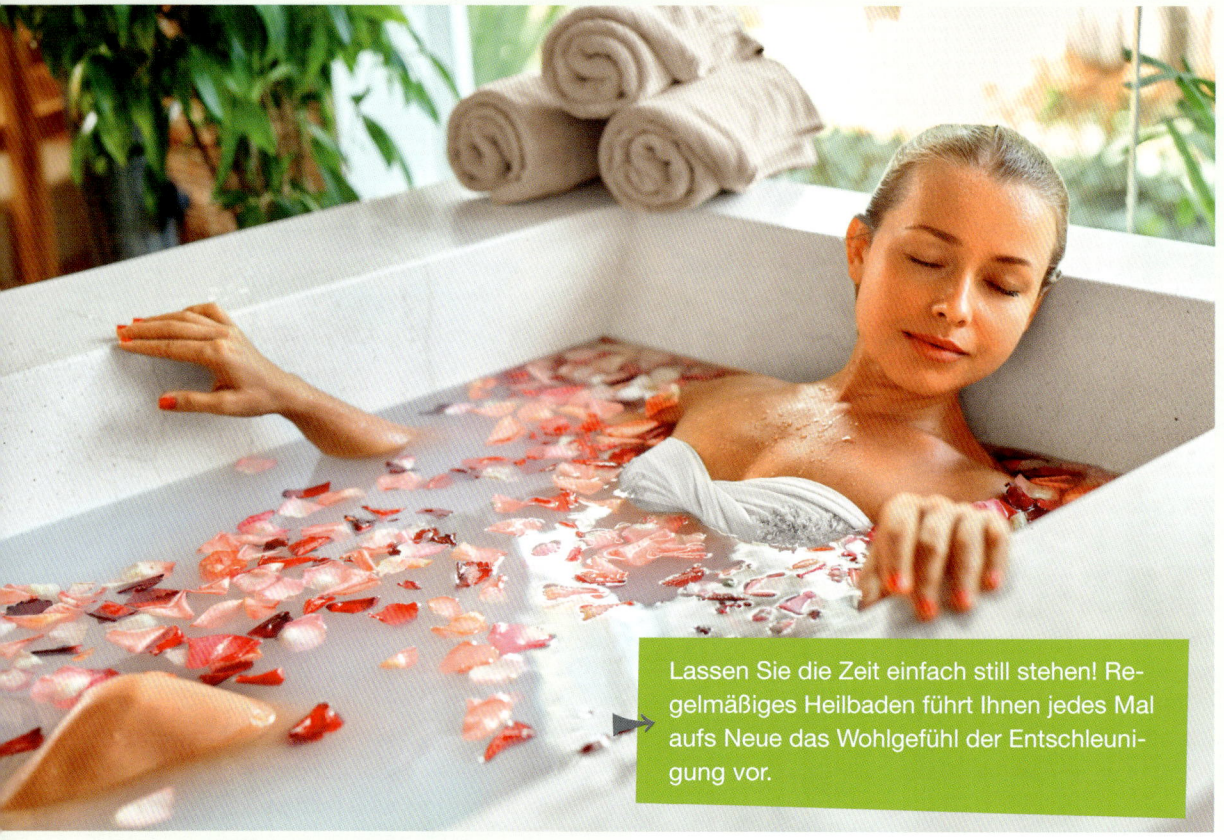

Lassen Sie die Zeit einfach still stehen! Regelmäßiges Heilbaden führt Ihnen jedes Mal aufs Neue das Wohlgefühl der Entschleunigung vor.

BADEKUREN

Wasserkuren werden in der traditionellen Medizin bereits seit Jahrtausenden angewendet – ob im alten China oder in Indien, im antiken Griechenland oder in Rom. Die Heilwirkung von Wasser wird seit jeher geschätzt. Und Sie müssen nicht unbedingt in ein Heilbad pilgern, um eine entschlackende Badekur zu machen! Nutzen Sie einfach Ihr heimisches Bad, um von der heilenden Badewirkung zu profitieren. Sie können den Wellness- und Gesundheitsfaktor zusätzlich steigern, indem Sie Kräutersud, ätherische Öle, Blüten oder Mineralstoffe in Ihr Badewasser geben. Sie verwöhnen nicht nur mit ihrem angenehmen Duft, sondern punkten zudem mit ihren heilenden Eigenschaften – für Körper und Seele!

Klassisches Entschlackungsbad

Dieses Bad entgiftet die Haut und den Körper intensiv. Es kann ein bis drei Mal pro Woche angewendet werden, am besten abends.

Zutaten: basische Seife, Wurzelbürste
Badetemperatur: etwa 37 °C
Badedauer: etwa 50 Minuten

- Lassen Sie ein Vollbad ein.
- Steigen Sie in die Wanne und entspannen Sie sich 10 Minuten. Dann greifen Sie zur Seife und seifen Ihren Körper kräftig ein. Danach bearbeiten Sie ihn gründlich mit der Bürste.
- Anschließend lassen Sie sich wieder bis zum Hals ins Wasser sinken und bleiben so 30 bis 40 Minuten liegen.
- Wenn das Wasser abkühlt, können Sie etwas heißes Wasser nachlaufen lassen.

- Am Ende seifen Sie sich nochmals ordentlich ein und reiben Ihren Körper wieder mit der Bürste ab. Brausen Sie die restliche Seife sorgfältig ab und gehen Sie nach dem Abtrocknen sofort ins Bett.

Basenbäder

Basenbäder enthalten gesundheitsfördernde Badezusätze aus Mineralstoffen, Basen oder hochwertigen Salzen und reduzieren Anhäufungen von Säureschlacken sowie Toxinen.
Sie wirken entspannend, sodass man mit ihnen ideal den Tag ausklingen lassen kann. Das gilt es bei einem Basenbad zu beachten:

- Die Wassertemperatur sollte 37 °C nicht übersteigen.
- Das Badewasser sollte nach der Hinzugabe des Basenbadzusatzes einen pH-Wert von 8,5 bis 9,0 haben. So entsäuert das Wasser am effektivsten. Um dies zu kontrollieren, können Sie einen pH-Teststreifen verwenden. Sollte der angezeigte pH-Wert zu gering ausfallen, geben Sie einfach noch ein wenig Basenbadzusatz ins Wasser, bis der optimale Wert erreicht ist.
- Fügen Sie dem Basenbad kein gewöhnliches Schaumbad hinzu, denn dies kann zu Wechselwirkungen und Hautreizungen führen.
- Es ist sinnvoll, die Verträglichkeit der dem Basenbad hinzugefügten natürlichen Öle zu testen. Hierfür geben Sie einen Tropfen Öl in etwas Wasser und träufeln etwas davon auf Ihre Armbeuge.
- Es wird eine Badezeit von 40 bis 45 Minuten empfohlen, da die Schlackenausscheidung über die Haut erst nach 30 Minuten einsetzt.
- Nehmen Sie sich eine Flasche carbonatreiches stilles Wasser oder einen basischen Tee mit an die Badewanne, denn ein Basenbad kann leicht durstig machen.

Wichtiger Hinweis

Bei erhöhtem Blutdruck sollten Sie Badetemperaturen über 37 °C unbedingt vermeiden, da das Herz ansonsten belastet wird.

- Achten Sie auf frische Luftzufuhr. Öffnen Sie deshalb das Badezimmerfenster oder die Badezimmertür einen Spalt.
- Legen Sie sich vor dem Baden ein Handtuch zurecht, das Sie zu einer Kopfstütze rollen und beim Baden einfach unter den Nacken legen. Das beugt Verspannungen im Nackenbereich vor.
- Tupfen Sie sich nach dem Basenbad nur sanft trocken. So bleiben die wertvollen Mineralstoffe aus dem Badewasser auf der Haut erhalten. Sie fördern auch außerhalb der Badewanne in den nächsten Stunden noch das Ausleiten der Säuren über die Haut.
- Bei chronischem Stress oder während eines Entgiftungsprogramms können Sie über einen Zeitraum von vier Wochen zwei bis drei Mal wöchentlich ein solches Kurbad nehmen. Später reicht eine einmalige Anwendung pro Woche.
- Nach einem Basenbad bietet sich eine Massage (siehe S. 97 f.) an. Hierzu am besten ein biologisches Kokosöl oder eine basische Körperlotion verwenden. Konventionelle Produkte sind hier nicht geeignet, da sie Wechselwirkungen verursachen können und beispielsweise ein Säurestau entstehen kann. Wenden Sie Parfums, Cremes und andere konventionelle Pflegeprodukte – wenn überhaupt – erst einige Stunden nach dem Bad wieder an.
- Setzen Sie die Entspannung auch nach dem Basenbad fort und vermeiden Sie nervenaufreibende Aktivitäten.

Basisches Zitronen-Rosmarin-Bad

Rosmarinöl wirkt durchblutungsfördernd und beeinflusst die Funktionen von Herz, Kreislauf, Leber und Galle günstig. Bei Problemen mit Gelenken und an der Wirbelsäule kann es ebenfalls Abhilfe schaffen. Darüber hinaus steigern Rosmarin- und Zitronenöl die Konzentration und stärken das Gedächtnis. Zitronenöl belebt und erfrischt.

Zutaten: 100 g reines Meersalz, 3 Tropfen Rosmarinöl, 3 Tropfen Zitronenöl, 1 Rosmarinzweiglein

Badetemperatur: etwa 37 °C

Badedauer: 45 Minuten

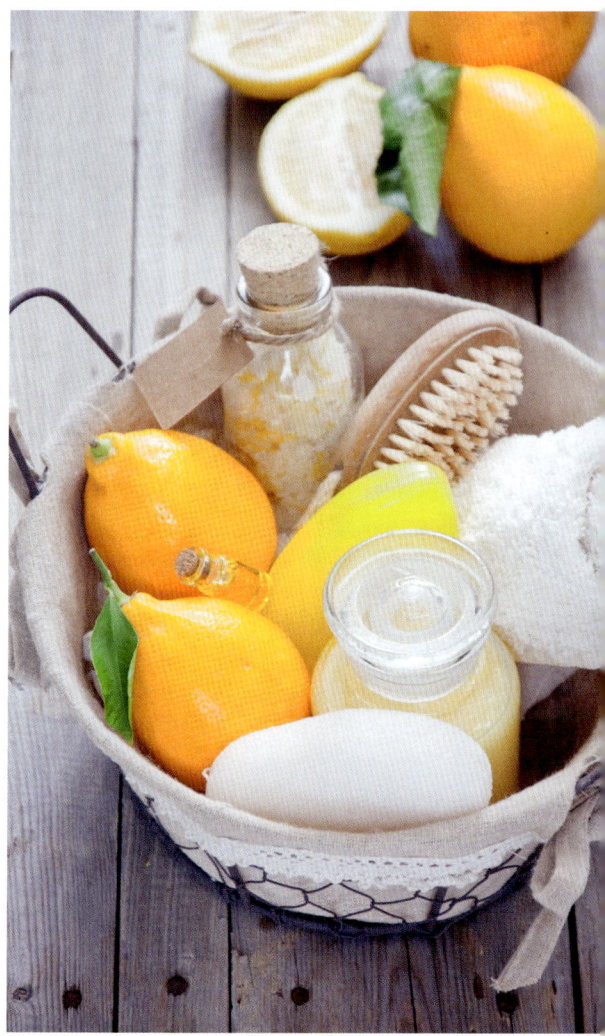

- Lassen Sie das Badewasser ein und achten Sie darauf, dass die Wassertemperatur etwa 37 °C beträgt.
- Inzwischen füllen Sie das Meersalz in ein Schraubglas und träufeln die ätherischen Öle dazu. Waschen Sie den Rosmarinzweig und schütteln Sie ihn trocken, zupfen Sie die Blätter ab und geben Sie sie zu den übrigen Zutaten.
- Verschließen Sie das Schraubglas und schütteln Sie das Ganze gut durch. Wenn sich alle Zutaten gleichmäßig vermischt haben, bringen Sie 1 Liter Wasser zum Kochen und vermengen es mit dem Badesalz. Wenn sich alle Salzkristalle vollständig aufgelöst haben, geben Sie die Mischung in das Badewasser. Jetzt steht Ihrem Entspannungsbad nichts mehr im Weg!

Basisches Rosen-Sandelholz-Bad

Meersalz pflegt nicht nur die Haut, sondern wirkt auch antibakteriell und entzündungshemmend. Deshalb eignet es sich auch besonders gut für die Anwendung bei unreiner Haut. Rosenöl wirkt Nervosität entgegen und hellt die Stimmung auf. Sandelholzöl entspannt, hilft gegen Schlaflosigkeit, belebt und lindert depressive Verstimmungen.

Zutaten: 100 g naturreines Meersalz, 3 Tropfen Rosenöl, 2 Tropfen Sandelholzöl
Badetemperatur: etwa 37 °C
Badedauer: 45 Minuten

- Lassen Sie das Badewasser ein und achten Sie darauf, dass die Wassertemperatur etwa 37 °C beträgt.
- In der Zwischenzeit übergießen Sie das Meersalz mit 1 Liter siedendem Wasser. Sobald sich die Salzkristalle aufgelöst haben, geben Sie die ätherischen Öle hinzu.
- Gießen Sie die Mischung nun in die gefüllte Wanne und verteilen Sie sie im Wasser.
- Steigen Sie sogleich in die Wanne und lassen Sie alle Sorgen hinter sich!

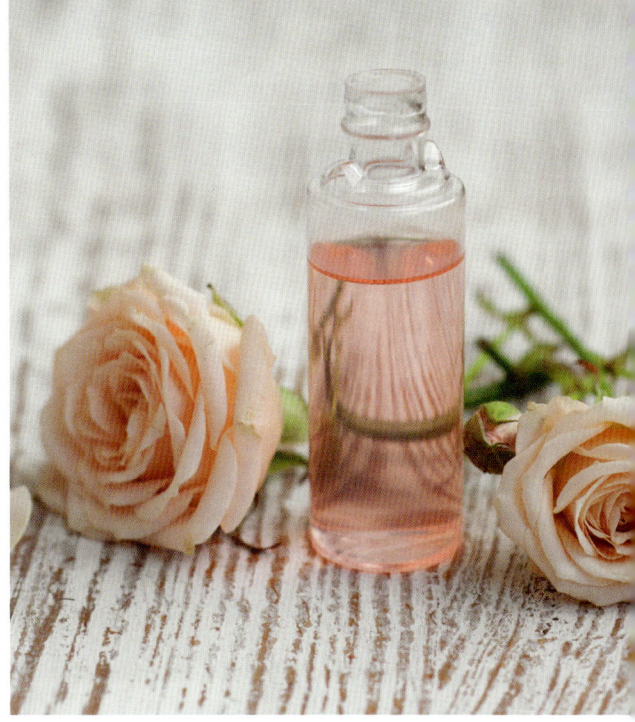

Basisches Natron-Lavendel-Bad

Natrium regt die körpereigene Rückfettung der Haut an und entsäuert den Körper. Es macht die Haut weich und geschmeidig. Darüber hinaus beugt es Faltenbildung vor. Lavendelöl fördert Entschlackung, Zellerneuerung und Durchblutung.

Zutaten: 100 g Natron, 5 Tropfen Lavendelöl
Badetemperatur: etwa 37 °C
Badedauer: 45 Minuten

- Lassen Sie das Badewasser ein und achten Sie darauf, dass die Wassertemperatur etwa 37 °C beträgt.
- Inzwischen geben Sie das Natron in eine Schüssel und vermengen es mit ½ Liter 35 °C warmem Wasser. Sobald sich das Natron vollständig aufgelöst hat, gießen Sie die Mischung in das Badewasser. Anschließend träufeln Sie 5 Tropfen Lavendelöl in die Wanne und verteilen es mit der Hand.
- Jetzt steigen Sie in die Wanne, lehnen sich zurück, schließen die Augen und verabschieden sich für 45 Minuten vom stressigen Alltag!

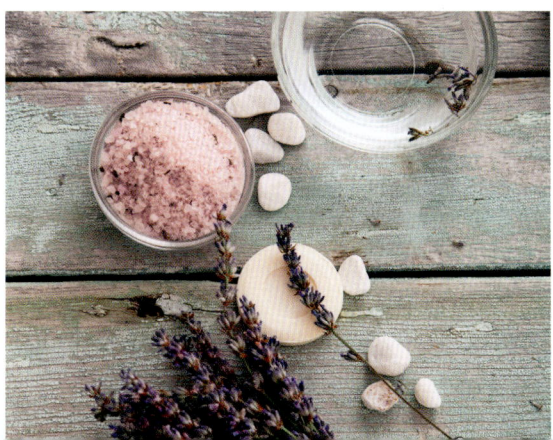

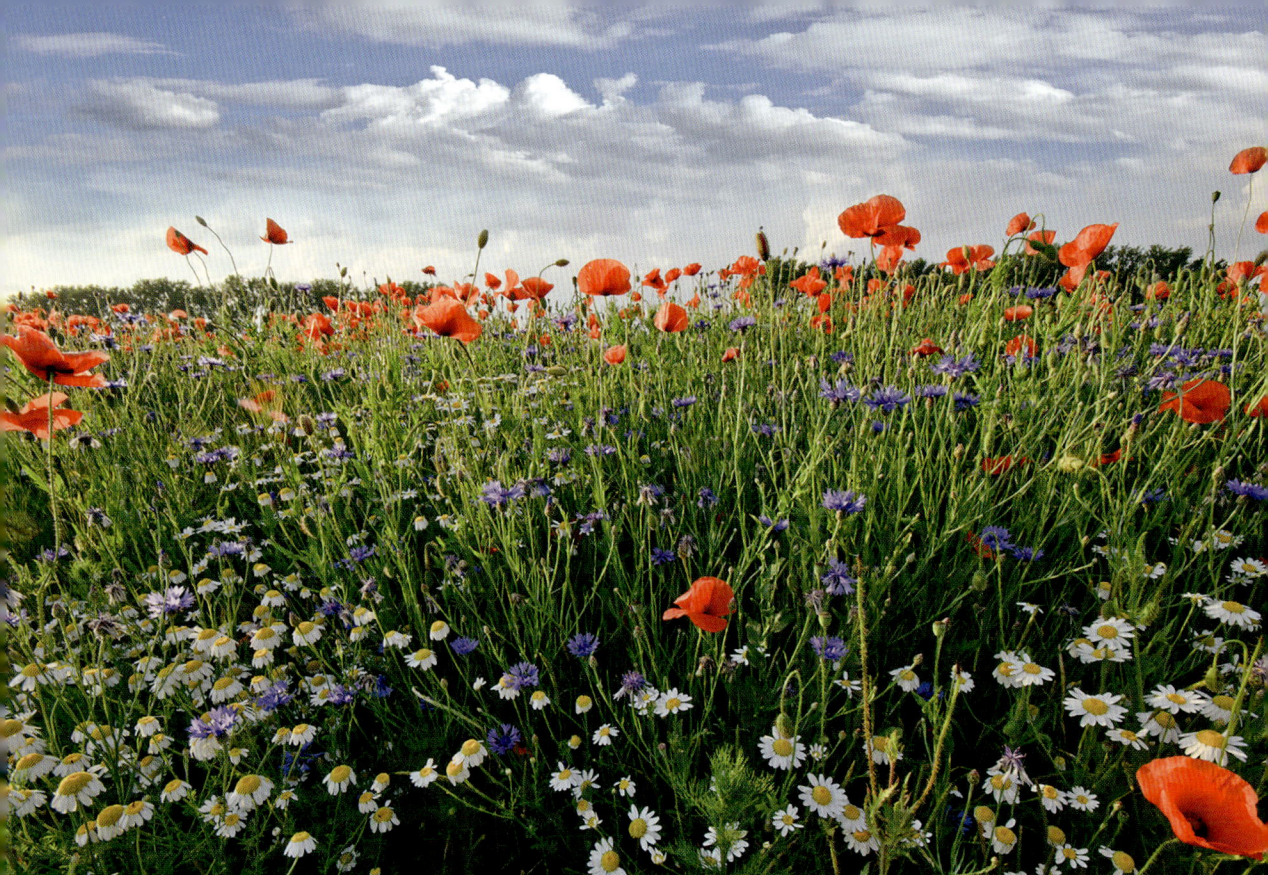

Heublumenbad

Heublumen sind verschiedene Gräser und Blüten, die auf Wiesen wachsen. Sie werden seit Jahrtausenden in der Volksmedizin gegen zahlreiche Beschwerden als Heilpflanzen gebraucht. Das Heublumenbad wird häufig mit dem Heubad verwechselt. Dabei unterscheiden sich die Anwendungen gravierend: Während beim Heubad erwärmtes Heu auf dem Körper verteilt wird, handelt es sich beim Heublumenbad in erster Linie um ein normales Wasserbad. Letzteres wird bei Entgiftungskuren angewendet und hilft bei rheumatischen sowie Erkrankungen, die mit Hautausschlag einhergehen.

Sie können ein Heublumenbad ganz einfach selbst zubereiten oder auch auf fertige Badezusätze zurückgreifen. Achten Sie dabei unbedingt auf die Inhaltsstoffe: Vermeiden Sie Badezusätze mit Polyethylenglykolen, synthetischen Duftstoffen oder mit waschaktiven Substanzen, und verwenden Sie Zusätze in Bio-Qualität.

Zutaten: 1 kg Heublumen
Badetemperatur: etwa 37 °C
Badedauer: 20 Minuten

- Bereiten Sie aus den Heublumen, die Sie z. B. in der Apotheke kaufen können, einen Sud. Hierfür geben Sie die Heublumen zusammen mit 5 Litern kaltem Wasser in einen Topf, lassen alles aufkochen und kochen das Ganze 20 Minuten.
- Seihen Sie den Sud ab und geben ihn in das Badewasser.
- Steigen Sie in die Wanne und genießen Sie die wohltuende Wirkung des Heilbads.
- Trocknen Sie sich nach dem Bad vorsichtig ab und ruhen Sie nach. Dabei eine Tasse Kräutertee trinken.

Molkebad

Äußerlich angewendet fördert Molke die Entgiftung über die Haut und regt den Stoffwechsel an. Bereiten Sie sich ein Molkebad aus Frischmolke zu; wahlweise können Sie auch auf ein Molkekonzentrat zurückgreifen, das Sie z. B. in Apotheken oder Reformhäusern bekommen. Beachten Sie die Gebrauchsanweisung und verdünnen Sie es entsprechend. Sie können das Bad vier bis sechs Wochen lang zwei bis drei Mal wöchentlich anwenden.

Zutaten: 1 Liter Frischmolke
Badetemperatur: etwa 37 °C
Badedauer: 45 Minuten

- Lassen Sie sich ein Bad ein und geben Sie die Frischmolke dazu.
- Baden Sie etwa 35 bis 45 Minuten darin. Trocknen Sie sich anschließend sanft ab und ruhen Sie 30 Minuten nach. Am besten gehen Sie nach dem Baden sofort ins Bett.

ÖLZIEHEN

Das „Ölziehen" stammt ursprünglich aus dem Ayurveda und wird seit Jahrtausenden zur Behandlung von unterschiedlichen Krankheiten durchgeführt. Im Grundlagenwerk des Ayurveda, der *Charaka Samhita*, wird auf die heilende Wirkung dieser Therapieanwendung hingewiesen. Hierbei wird der Körper über die Mundschleimhaut entgiftet. Ölziehen soll mehr als 30 verschiedene systemische Krankheiten heilen können, darunter Kopfschmerz, Hormonstörungen, Arthritis, Asthma und sogar Diabetes. Es reduziert auch Zahnbeläge und bekämpft Karies. Gemäß der ayurvedischen Heilkunde geht dem Ölziehen die Zungenreinigung voraus. Hierfür wird mit einem Zungenschaber der Zungenbelag gründlich entfernt.

So wird es gemacht:

- Gleich nach dem Aufstehen und auf nüchternen Magen nehmen Sie 1 EL Sesam-, Mandel- oder Kokosöl in den Mund – sollten Sie unter einer Pilzerkrankung, Parodontitis oder einer anderen Mundinfektion leiden, vermischen Sie das Öl zuvor mit Grapefruitkernextrakt.
- Nun behalten Sie das Öl 15 bis 20 Minuten im Mund und spülen, ziehen, schlürfen und saugen, was das Zeug hält. Bleiben Sie dabei aber stets entspannt!
- Sie können zwischendurch auch kurz pausieren und das Öl im Mund ruhen lassen. Achten Sie unbedingt darauf, dass Sie die Flüssigkeit nicht schlucken, da sie nun Schlacken, Gifte und Bakterien enthält!
- Zum Schluss spucken Sie das Öl aus und spülen den Mund mit Wasser nach.

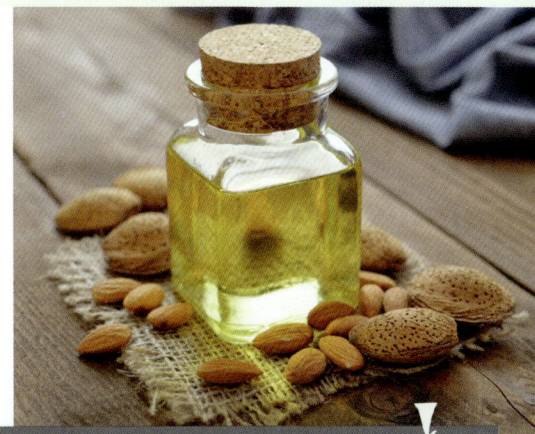

Achten Sie bei der Wahl des Öls auf beste Qualität – und Sie sollten den Geschmack mögen! Bestes Mandelöl ist beispielsweise sehr aromatisch und wohlschmeckend. Es eignet sich hervorragend für das Ölziehen.

SCHWITZKUREN

Schwitzen (Diaphorese) ist das am weitesten verbreitete ausleitende Therapieprinzip. Bei sportlicher Betätigung, im Dampfbad und in der Sauna sowie bei Fieberzuständen werden mit dem Schweiß Giftstoffe ausgeschieden, die Durchblutung verbessert und die Immunabwehr stimuliert.

Der Mensch besitzt zwei bis vier Millionen Schweißdrüsen. Transpiration ist die Absonderung von Schweiß auf der Haut, um die Körpertemperatur durch Verdunstungskälte (Verdunsten von Schweiß) zu senken und dient der Wärmeregulation: Schwitzen ist ein wirksames Prinzip, um überschüssige Wärme abzugeben.

Perspiratio insensibilis ist die mit bloßem Auge nicht sichtbare Schweißabsonderung. Diese unmerkliche Verdunstung auf der Haut führt zum täglichen Wasserverlust von 400 bis 1000 Millilitern Wasser sowie zur Wärmeabgabe, die einem Fünftel der täglich produzierten Körperwärme in Ruhe entspricht. Die unsichtbare Schweißproduktion befeuchtet die Haut und erzeugt ein leicht saures Hautmilieu (Säureschutzmantel).

Es gibt zahlreiche populäre Schwitzbad-Anwendungen. Um die nachfolgenden Schwitzkuren durchzuführen, müssen Sie nicht in die Ferne fahren. Sie werden von vielen Badeeinrichtungen, Wellnessinstituten und alternativen Gesundheitszentren angeboten.

Russisches Banja Das russische Badehaus (banja) wird traditionell mit einem Holzofen beheizt und erreicht mit 80 bis 100 °C die Temperatur der finnischen Sauna. Regelmäßige Aufgüsse mit sehr viel Wasser auf heiße Steine des Saunaofens gehören zum schweißtreibenden Ritual.

Römisch-Irisches Bad Rund zwei Stunden dauert dieses Dampfbad, das Dampfschwitzbad der antiken Thermen (Sudatorium). Die Temperaturen der verschiedenen Räume betragen 40 bis 70 °C. Die Luft ist feucht und man ist in Dampfschwaden eingehüllt.

Tecaldarium Das klassische römische Bad ist ein Schwitzbad zur Kreislaufstabilisierung. In das Tecaldarium geht man bekleidet und hält sich dort 40 bis 60 Minuten auf.

Indianische Schwitzhütte Die Schwitzhütte war bei den Indianern Nordamerikas weit verbreitet. Sie dient der zeremoniellen Reinigung, Gesundheitspflege und Heilung.

Finnische Sauna Schwitzen in der Holzkammer ist gesund, wirkt reinigend und wärmt auf. Die Schwitzstube wird von etwa 80 °C auf bis zu 130 °C aufgeheizt.

Eine erwünschte Saunawirkung ist der Anstieg der Körpertemperatur auf etwa 39 °C. Durch Aufgüsse wird die Luftfeuchtigkeit erhöht. Entscheidend für den Saunaeffekt ist auch das Wechselspiel zwischen warmen und kalten Reizen. Richtig durchgeführt, regen kalte Güsse je nach Körperregion den Kreislauf an, erfrischen, stärken die Abwehr, senken den Blutdruck und beruhigen. Atmen Sie bei den Güssen tief durch!

So fördern Sie die Entschlackung zusätzlich

Wenn Sie vor oder nach dem Saunagang Natriumbicarbonat einnehmen, können Sie die Entschlackung des Bindegewebes noch weiter ankurbeln.

Ein Saunagang ist eine Wohltat für Körper, Geist und Seele. Er entspannt nicht nur, sondern es werden auch Schlacken ausgeschwemmt.

MASSAGETHERAPIEN

Massagen lösen nicht nur Verspannungen, sondern tragen auch zur Klärung der Körpersäfte bei. Durch spezielle Massagetechniken werden die Lymphdrüsen stimuliert und wird damit der Abfluss der angestauten Schlacken geöffnet. Darüber hinaus wird durch Massagen der gesamte Körper belebt und Stress abgebaut.

Sie können Massagen auch ganz einfach selbst zu Hause ausführen und sich damit verwöhnen. Lösen Sie hartnäckige Schlackenansammlungen durch die leicht anwendbare Selbstmassage mit Massageöl oder durch das Trockenbürsten auf!

Selbstmassage mit Massageöl

Durch eine Selbstmassage können Sie den Prozess der inneren Reinigung beschleunigen. Wohlduftendes Massageöl macht die Haut geschmeidiger und fördert zusätzlich die Entspannung – beispielsweise wirkt Zitronenöl stimmungsaufhellend und erfrischt, Lavendelöl beruhigt, Minzöl hilft bei Muskelschmerzen und Verdauungsbeschwerden, Birkenöl fördert die Entschlackung und Orangenöl belebt, wirkt harmonisierend und hellt die Stimmung auf. Testen Sie vor der Massage die Verträglichkeit der Öle in Ihrer Armbeuge, um allergische Reaktionen zu vermeiden.

Wichtiger Hinweis!

Wer akut erkrankt ist (Entzündungen, Erkrankungen des Gefäßsystems, frische Verletzungen oder Herdinfektionen) sollte von einer Selbstmassage absehen.

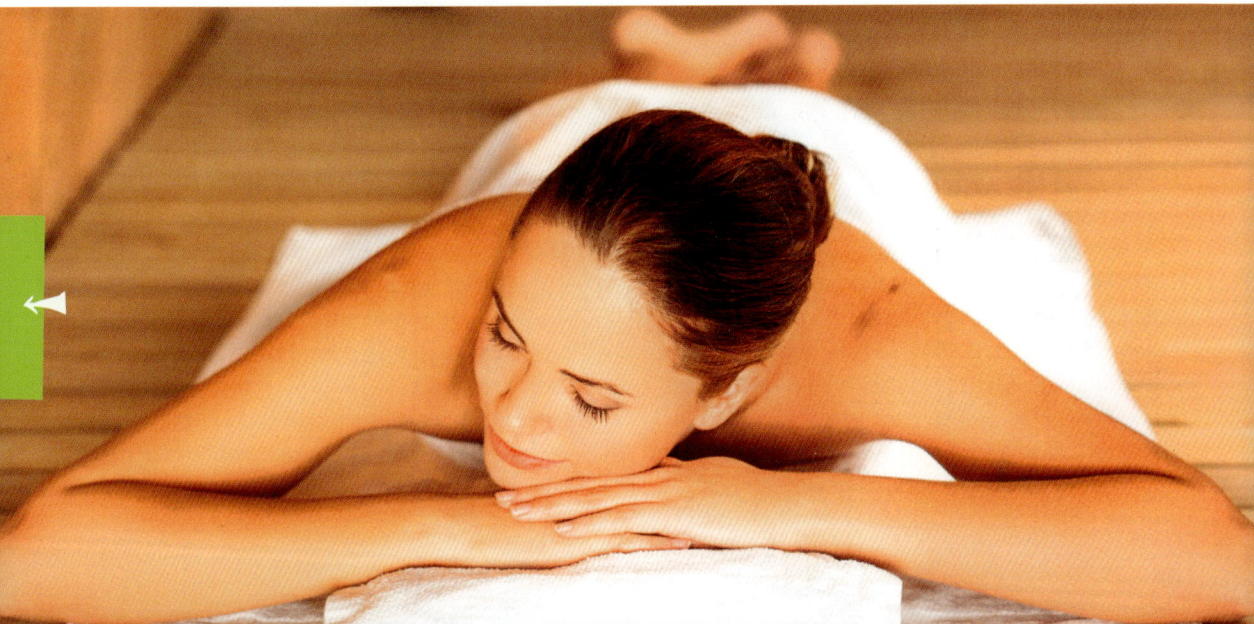

Selbstmassage im Halsbereich

- Setzen Sie sich auf eine Bett- oder Stuhlkante und nehmen Sie eine aufrechte Position ein. Halten Sie dabei Kopf und Hals gerade.
- Geben Sie etwas Massageöl in Ihre Hände, aber nur so viel, dass es nicht heruntertropft.
- Führen Sie leicht kreisende Bewegungen vom linken Ohransatz bis hinunter in die Schlüsselbeingrube aus. Üben Sie dabei keinen Druck aus.
- Nun massieren Sie auf die gleiche Art vom Unterkieferwinkel bis in die Schlüsselbeingrube.
- Dann führen Sie die kreisenden Bewegungen weiter von unterhalb des Kinns in die Schlüsselbeingrube fort.
- Schließlich massieren Sie vom rechten Ohransatz bis hinunter in die Schlüsselbeingrube.
- Streichen Sie die bearbeiteten Partien nun mit beiden Händen sanft aus. Hierfür platzieren Sie die rechte Handfläche auf dem Ansatz des rechten Ohrs und die linke auf dem Ansatz des linken Ohrs. Führen Sie beide Hände nun hinunter zum Schlüsselbein und dann mit einer kurvigen Bewegung in Richtung der Schultern.

Unter dem Kinn, unter dem Unterkiefer, hinter dem Ohr, unterhalb des Ohrläppchens am Ohransatz, seitlich am Hals oder über den Schlüsselbeinen sitzen Lymphknoten. Am Hals sind sie bei gesunden Menschen in der Regel weder sicht- noch fühlbar. Durch die beschriebene Massageanwendung können Sie das Lymphsystem in diesem Bereich stimulieren.

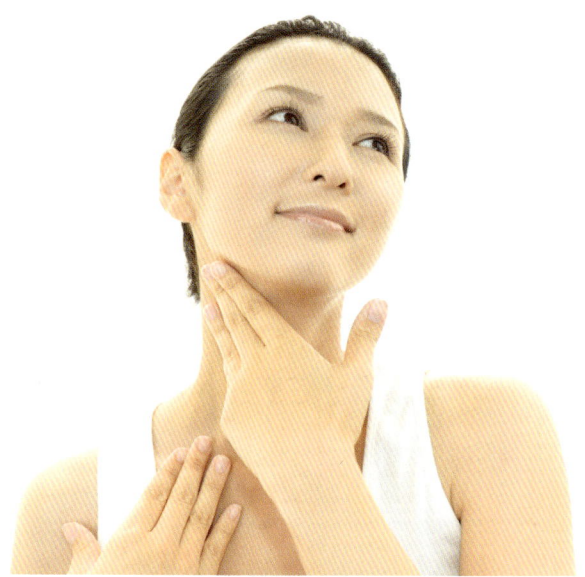

Selbstmassage im Bauchbereich

- Legen Sie sich für diese Selbstmassage auf eine bequeme Unterlage oder führen Sie die Anwendung im Stehen durch. Achten Sie darauf, dass Sie völlig entspannt sind und Ihr Körper gerade ausgerichtet ist.
- Verteilen Sie etwas Massageöl auf Ihren Handflächen und platzieren Sie beide Hände nebeneinander auf dem Bauch.
- Konzentrieren Sie sich nun auf Ihre Atmung und atmen Sie ruhig und entspannt ein und aus.

- Wenn Sie Ihren individuellen Atemrhythmus gefunden haben, führen Sie mit den Händen leichte kreisende Bewegungen ohne Druck aus. Dabei schieben Sie die Haut gegeneinander (von unten nach oben). Führen Sie die Massage so lange durch, bis sich Ihr Bauch warm anfühlt.
- Streichen Sie danach den Bauch mit beiden Händen sanft von oben nach unten aus.

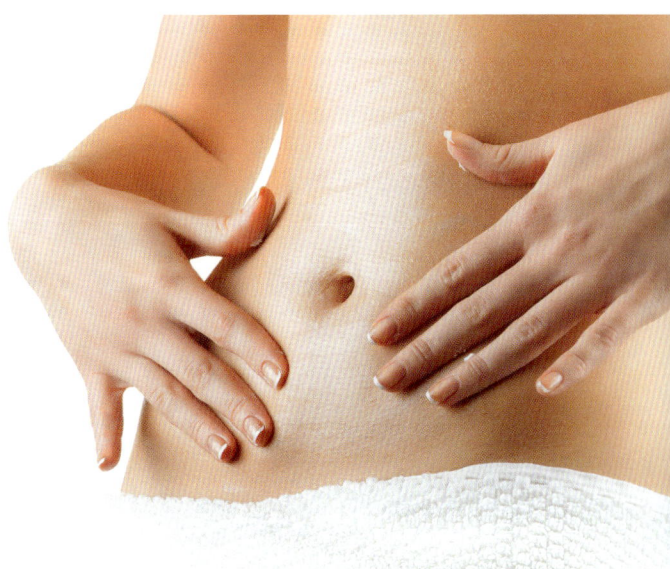

Da sich 80 Prozent der Lymphe im Bauchbereich befinden, wirkt die Massage in diesem Bereich besonders gut.

Selbstmassage an den Beinen

- Breiten Sie ein Handtuch auf dem Boden aus und setzen Sie sich darauf.
- Geben Sie nun etwas Massageöl in Ihre Hände und verteilen Sie es mit streichenden Bewegungen auf den Beinen.

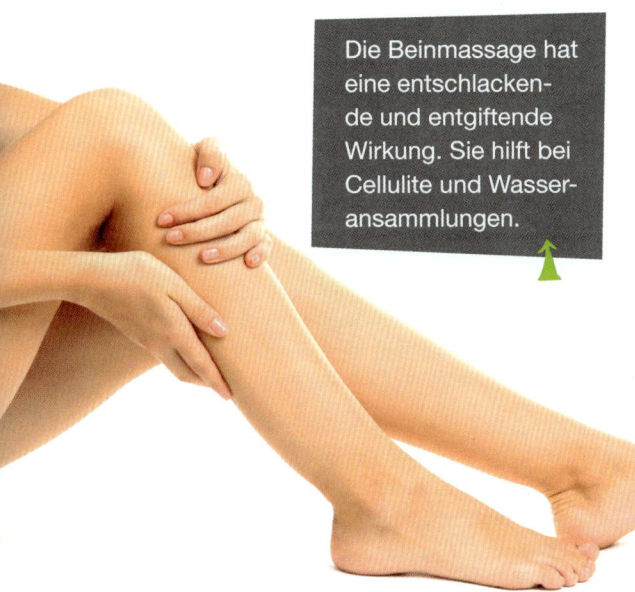

Die Beinmassage hat eine entschlackende und entgiftende Wirkung. Sie hilft bei Cellulite und Wasseransammlungen.

- Stellen Sie das rechte Bein auf und kneten Sie den Oberschenkel an der Außenseite mit kräftigen kreisenden Bewegungen durch. Beginnen Sie am Oberschenkelansatz und arbeiten Sie sich bis zum unteren Ende des Oberschenkels hinunter.
- Streichen Sie nun mit leichtem Druck den massierten Bereich von unten nach oben aus.
- Nun führen Sie die Anwendung an der hinteren Seite des Oberschenkels durch und streichen auch hier wieder die massierte Region aus.
- Danach machen Sie das gleiche im inneren Bereich des Oberschenkels und beenden die Massage des rechten Oberschenkels, indem Sie den inneren Bereich in Richtung Herz ausstreichen.
- Kneten Sie jetzt auf die gleiche Art die Wadenmuskulatur. Dabei beginnen Sie am Fuß und massieren in Richtung Knie – erst die äußere Seite, dann die hintere und schließlich die innere. Vergessen Sie das Ausstreichen nicht.
- Wiederholen Sie die Anwendungen am linken Bein.

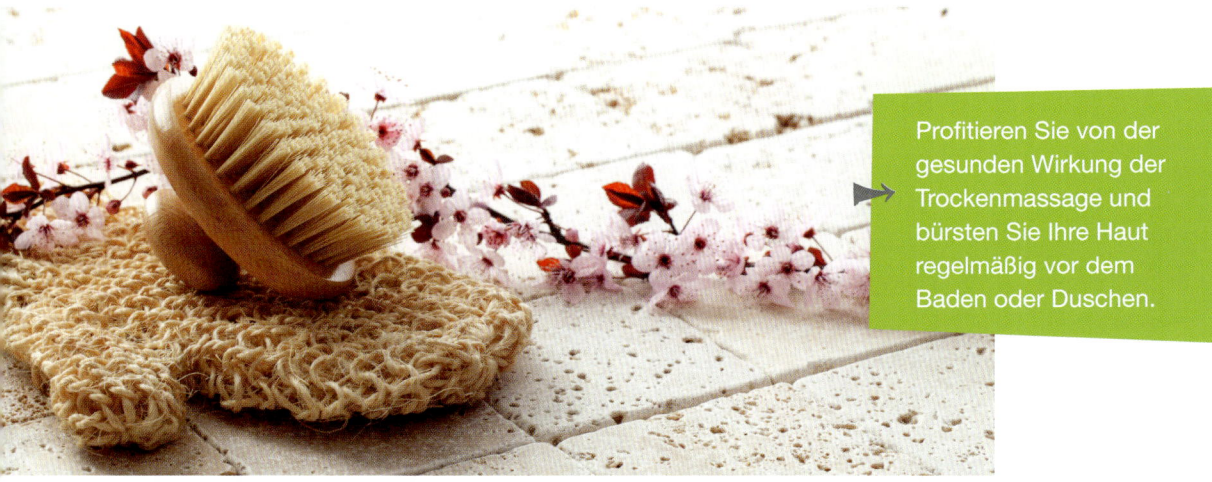

Profitieren Sie von der gesunden Wirkung der Trockenmassage und bürsten Sie Ihre Haut regelmäßig vor dem Baden oder Duschen.

Trockenbürstenmassage

Durch das sogenannte Trockenbürsten werden die Ausleitungsorgane entlastet, da das Lymphsystem aktiviert wird. Dies führt zum beschleunigten Abtransport von Schadstoffen und deren anschließender Ausscheidung. Darüber hinaus fördert Trockenbürsten die Durchblutung, regt den Kreislauf und den Hautstoffwechsel an, härtet ab und belebt.

Trockenbürsten ist besonders empfehlenswert bei Kreislaufproblemen, Frösteln, kalten Händen und Füßen. Es hilft gegen Cellulite und sollte bei

Wichtiger Hinweis!

Bei Hautleiden sowie ausgeprägten Krampfadern sollten Sie vom Trockenbürsten absehen. Partien mit Besenreisern (blauen Äderchen) oder verletzte Hautbereiche sollten beim Bürsten ausgespart werden.

Fastenkuren als unterstützende, entschlackende Maßnahme eingesetzt werden.

Anwendung

Die Trockenbürstenmassage hat eine anregende Wirkung, weshalb man sie besser morgens nach dem Aufstehen anwendet. Bürsten Sie Ihre Haut täglich vor dem Duschen oder Baden sorgfältig mit leichtem Druck.

- Beginnen Sie mit dem Bürsten am äußeren rechten Fuß. Bürsten Sie dann in kreisenden Bewegungen weiter aufwärts in Richtung Oberkörper. Nun bürsten Sie entlang der Innenseite des rechten Fußes wieder in Richtung Rumpf. Vergessen Sie dabei nicht, auch den Po-Bereich sorgfältig zu bearbeiten.

- Wiederholen Sie die Anwendung am linken Bein.
- Jetzt widmen Sie sich Ihren Armen: Beginnen Sie mit der Bürstenmassage am rechten Handrücken und bürsten Sie über die Armaußenseite bis hinauf zur Schulter. Danach arbeiten Sie sich von der Handinnenseite ebenfalls bis zur Schulter hinauf.
- Wiederholen Sie die Anwendung an Ihrem linken Arm.
- Massieren Sie auch den Bauch in kreisenden Bewegungen mit der Bürste, bis Sie schließlich an der Brust angekommen sind, die Sie ebenfalls sorgfältig massieren.

Kleine Bürstenkunde

- Verwenden Sie keine Bürsten mit besonders harten Borsten. Beim Trockenbürsten wird ein mechanischer Reiz auf die Haut ausgeübt, der zu einer Rötung führt – das ist erwünscht. Allerdings sollte es dabei nicht zu Striemen oder Kratzern kommen. Wenn dies doch vorkommt, sollten Sie unbedingt zu einer weicheren Bürste greifen.
- Besonders effektiv ist die Anwendung einer sogenannten Klosterbürste. Sie wurde bereits im Mittelalter von Mönchen und Nonnen eingesetzt. Das Spezielle an dieser Art Bürste ist die Kupferlegierung der Borsten, die eine besonders belebende und erfrischende Wirkung haben soll. Die Legierung erzeugt beim Bürsten einen winzigen Energiefluss auf der Haut, der in den bearbeiteten Regionen für Entspannung und Revitalisierung sorgt. Klosterbürsten sind z. B. in Reformhäusern, Apotheken und Bürstenfachgeschäften erhältlich.
- Für das Gesicht benutzt man am besten eine spezielle Gesichtsbürste. Sie erhalten sie u. a. in Reformhäusern, Apotheken oder Drogerien.

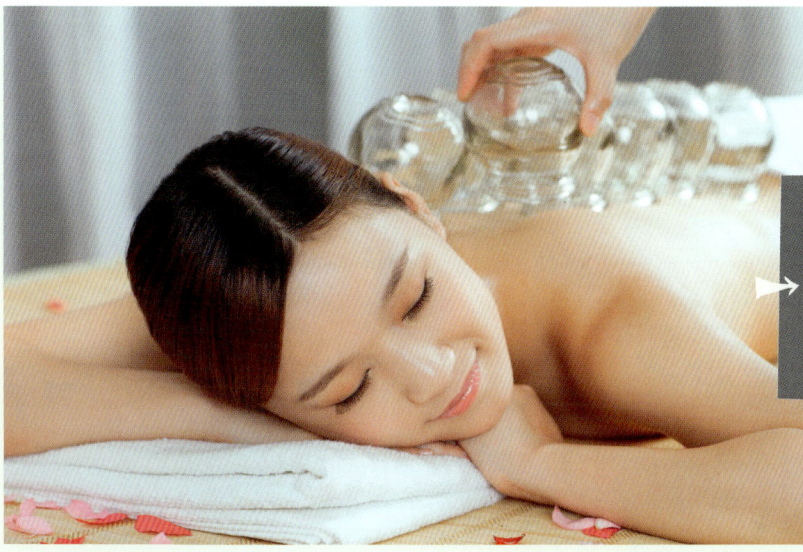

Schröpfen beschleunigt den Stoffwechsel, weil sich dadurch die Gefäße erweitern und die Durchblutung angeregt wird.

SCHRÖPFEN

Schröpfen ist eine Therapiemaßnahme, die ihren Platz in der traditionellen Medizin hat. Dabei werden die Schröpfgläser direkt auf die Haut gesetzt und es wird ein Unterdruck erzeugt. Dieser zieht Flüssigkeit aus dem Körper, wodurch eine Aus-leitung von Schadstoffen über die Haut erreicht werden soll.

Das Verfahren war sowohl in der klassischen Antike als auch im alten China bekannt. Mit Schröpfköpfen sollte das Gleichgewicht der Körpersäfte gemäß der antiken Viersäftelehre durch Entziehung von Giften und Schlackenstoffen wiederhergestellt werden.

Moderne Erklärungsmodelle berufen sich auf die Stimulation von Reflexzonen am Rücken, die Fernwirkungen auf innere Organe und Organsysteme haben soll. Bei der blutigen Variante sollen Stoffwechselschlacken und Giftstoffe ausgeschwemmt werden. Zudem erweitert der Sog auf die Haut die Blutgefäße. Befürworter des Verfahrens vertrauen der Wirksamkeit bei einer Vielzahl von Beschwerden, unter anderem Migräne, Rheuma, Rückenschmerz oder Hexenschuss.

Naturheilkunde Man wendet sowohl blutiges als auch trockenes Schröpfen an. Beim blutigen Schröpfen (einer Art Aderlass) wird die Haut angeritzt, bevor man das Glas mit Unterdruck aufsetzt. Dadurch zieht der Unterdruck das Blut stärker durch die Verletzungen heraus. Beim trockenen Schröpfen wird das Schröpfglas auf unversehrte Hautstellen gesetzt. Während des Schröpfens sammelt sich vermehrt Blut im Schröpfglas. Häufig entsteht ein kleiner Bluterguss. Nach der Behandlung spürt man eine länger anhaltende Wärme an den geschröpften Hautstellen.

Gelegentlich bilden sich Blasen an der Behandlungsstelle. Patienten mit Blutgerinnungsstörung oder Anämie sollten auf blutiges Schröpfen verzichten. Auf ekzematösen Hautbereichen ist Schröpfen nicht zu empfehlen.

EINLAUF

Einläufe und Darmspülungen entgiften, befreien von Schlacken und vermitteln weitere gesundheitsfördernde Effekte. Sie wirken verdauungsfördernd, bringen den Säure-Basen-Haushalt in Schwung, sollen Fieber, Allergien, Asthma, Kopfschmerzen, Arthritis und das Immunsystem günstig beeinflussen. Darüber hinaus sollen Darmspülungen das allgemeine Wohlbefinden fördern.

Bei Darmspülungen wird mit einem Schlauch rektal Wasser in den Darm eingeleitet, um ihn zu entleeren. Dabei wird das abfließende Wasser samt Darminhalten über einen anderen Schlauch ausgeleitet. Die Wassermengen können stark variieren – teilweise werden bis zu 60 Liter Wasser durch den Darm befördert. Diese Methode wird nur in speziellen Praxen durchgeführt, während die Anwendung eines klassischen Einlaufs (Klistier) auch zu Hause als Selbstanwendung erfolgen kann. Aber auch hier sollte man sich im Vorfeld ausführlich informieren.

Bei einer Darmspülung mit einem Klistier passiert eine weitaus kleinere Menge Wasser den Darm (5 bis 200 Milliliter). Hierbei wird die Flüssigkeit rektal in den Darm befördert. Der behandelte Patient sollte dabei versuchen, die Flüssigkeit kurze Zeit im Darm zu behalten, bevor sie wieder abläuft – was aus physischen Gründen nicht immer möglich ist.

Schulmedizin Ärzte verordnen Einläufe bei Verstopfung und zur Darmreinigung. Am häufigsten kommt das einfache Klistier zum Einsatz, das bei akuter Verstopfung oder vor Eingriffen (Darmspiegelung, Operation) im Enddarmbereich zur raschen Stuhlentleerung führt.

Naturheilkunde Einläufe sind Bestandteil vieler Entgiftungs- oder Entschlackungskuren. Im Ayurveda und im Yoga ist der Einlauf für die körperliche und geistige Gesundheit von großer Bedeutung. Der *Basti* genannte Einlauf wird im Yoga durch Einsaugen von Wasser durch Muskelkontraktionen des Beckenbodens und des Anus vollzogen. Auch Druckklistiere werden benutzt. Beim Buchinger-Fasten und ähnlichen Kuren muss der Darm – am einfachsten mittels eines Einlaufs – zu Beginn vollständig entleert werden, bevor mit dem eigentlichen Fasten begonnen wird.

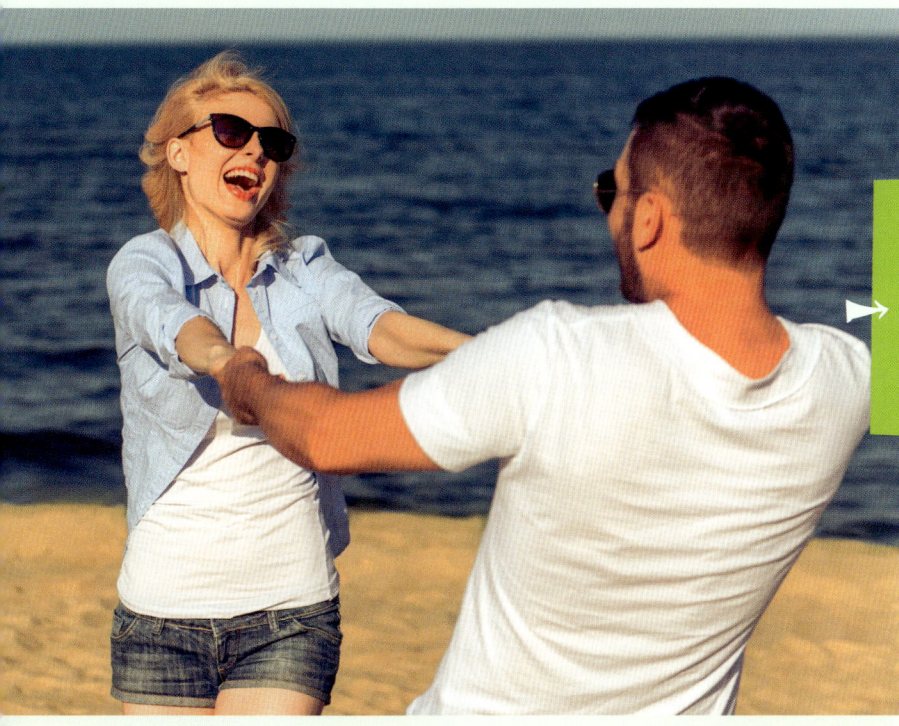

Regelmäßige Darmspülungen befreien den Darm von Schlacken und Giften. Sie steigern das Wohlgefühl.

COLON-HYDRO-THERAPIE

Die Colon-Hydro-Therapie (CHT) ist wie der Darmeinlauf ein ausleitendes Verfahren, mit dem Gifte und Schlacken aus dem Körper entfernt werden sollen. Dabei werden etwa 10 Liter Wasser ohne Druck in den Darm geleitet. Um die Darmtätigkeit günstig zu beeinflussen, beträgt die Wassertemperatur abwechselnd 21 und 41 °C. Gleichzeitig wird die Bauchdecke leicht massiert, was die Darmbewegung (Peristaltik) fördern soll. Nach der Spülung wird dem Wasser reiner Sauerstoff zugesetzt. Eine Behandlung dauert etwa eine Stunde. Die CHT umfasst eine Serie von bis zu 15 Darmspülungen.

Naturheilkunde Befürworter gehen davon aus, dass die Colon-Hydro-Therapie entgiftend und entschlackend wirkt und den Stoffwechsel aktiviert. Darüber hinaus soll die Verdauung bei Verstopfung langfristig günstig beeinflusst werden.

Darmträgheit gilt als Ursache der schleichenden Selbstvergiftung durch Fäulnisstoffe. Mithilfe der Darmspülung soll der Darm vollständig entleert und von Kotablagerungen gereinigt werden. Zudem werden schädliche Bakterien und Hefepilze ausgespült. Die häufigste Indikation ist Verstopfung. Manche Therapeuten glauben auch an eine Wirksamkeit bei Infektionen (Pilzbefall), Gelenk- (Rheuma) und Hautproblemen (Neurodermitis, Akne u. a.), Migräne, Blähungen und Depression. Eine Darmspülung kann allerdings den Kreislauf belasten.

Kontraindikationen sind Darmoperationen, Herzinfarkt, Angina pectoris und eine Schwangerschaft. Bei der Colon-Immun-Stimulations-Therapie (C.I.S.T.) werden zusätzlich Entgiftungs- und Ausleitungssubstrate (Arzneistoffe, pflanzliche Wirkstoffe, Öle u. a.) in die CHT-Spüllösung eingebracht.

SPORT UND BEWEGUNG

Sport ist gesund und macht glücklich, das steht außer Frage. Allerdings sollten Sie dabei Ihren Körper nicht überbeanspruchen, um einen gesunderhaltenden Effekt zu erzielen. Ausreichende Trainingspausen sind wichtig, damit sich Ihre Muskeln wieder regenerieren können.

Walking eignet sich beispielsweise hervorragend als Einstiegssportart für andere Varianten des Lauf- und Ausdauersports. Es kann entweder als sanftes Ausdauertraining oder als intensives Kraft- und Konditionstraining durchgeführt werden. Beim dynamischen Gehen ist die tatsächliche Geschwindigkeit weniger wichtig als die Konzentration auf die Körperspannung und auf eine aufrechte Haltung sowie die gleichmäßige Ausführung.

Walking oder sanftes Lauftraining hat einige Vorteile: Sie bewegen sich an der frischen Luft; Muskeln werden aufgebaut; die Kondition wird trainiert; der Stoffwechsel wird stimuliert; das Herz-Kreislauf-System und die Atmung werden aktiviert; die Ausscheidung von Toxinen

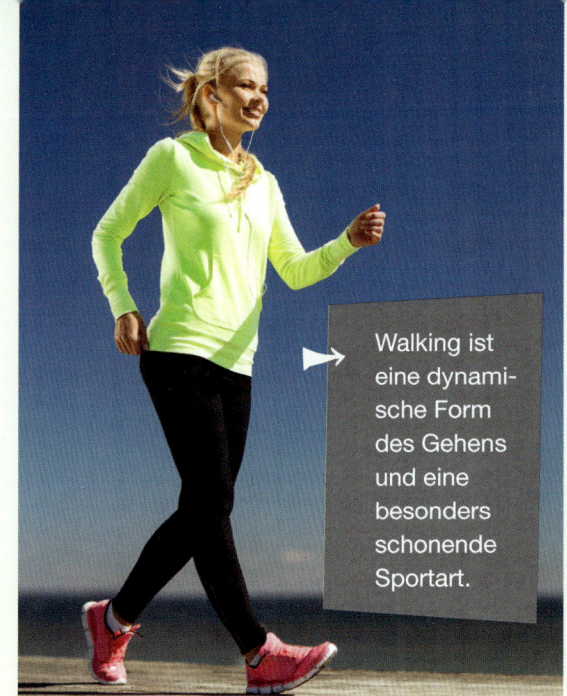

Walking ist eine dynamische Form des Gehens und eine besonders schonende Sportart.

wird beschleunigt; Säuren werden in Form von Kohlendioxid abgeatmet; das Immunsystem wird gestärkt; Leistungsfähigkeit und Beweglichkeit verbessern sich. Sie verbrennen Fett, nehmen ab und Ihre Körperwahrnehmung und Ihr Körpergefühl verbessern sich.

ENTSPANNUNG UND ATMUNG

Entspannungsmethoden wie Meditation oder Autogenes Training bringen Körper, Geist und Seele ins Gleichgewicht. Sie wirken Stress entgegen und helfen dabei, bewusster zu leben. Die Atmung spielt beim Entspannen eine wichtige Rolle. Im Yoga und im Qi Gong nimmt die Atmung eine zentrale Rolle ein. Sie belebt Körper, Geist und Seele. Darüber hinaus spendet sie uns Lebensenergie, die im Ayurveda *Prana* und in der TCM *Qi* genannt wird. Auch im Westen werden Atemtechniken zu Therapiezwecken eingesetzt.

Der postmoderne Lebensstil ist häufig von Zeitdruck, Stress und permanenter Hektik geprägt. Die Folge sind verschiedenste psychische und körperliche Probleme. Gerade deshalb sollten Sie sich regelmäßig eine Auszeit nehmen und richtig entspannen.

Atemmeditation

Der Atem ist Symbol für Empfindungen, Worte und Bilder, die präsent sind und wieder verschwinden. Durch Atemmeditation können Sie negative sowie überflüssige Gedanken reduzieren. Die Meditation aktiviert Geist, Kraft und Freude und verbessert das Konzentrationsvermögen.

Setzen Sie sich auf einen bequemen Stuhl oder Sessel. Stellen Sie Ihre Füße parallel zueinander fest auf den Boden und lassen Sie Ihre Arme entspannt auf Ihren Oberschenkeln aufliegen. Achten Sie dabei auf eine gerade Kopfhaltung und vermeiden Sie es, sich an der Stuhl- oder Sessellehne anzulehnen.

- Entspannen Sie sich und atmen Sie langsam ein und aus. Finden Sie einen regelmäßigen und ruhigen Atemrhythmus.
- Schließen Sie nun Ihre Augen und hören Sie in sich hinein.
- Konzentrieren Sie sich auf Ihre Bauchdecke und fühlen Sie, wie sie sich mit jedem neuen Atemzug hebt und beim Ausatmen wieder senkt. Spüren Sie die Luft, die Sie durch Ihre Nase aufnehmen: Beim Einatmen ist sie noch recht kühl und beim Ausatmen strömt sie warm durch Ihre Nasenlöcher.
- Beim Einatmen sagen Sie sich „ich öffne mich" und beim Ausatmen denken Sie sich „ich lasse vollständig los".

Meditationstipps für Anfänger

- Sorgen Sie für Ruhe während der Meditation und eliminieren Sie alle Störfaktoren. Schalten Sie beispielsweise Ihr Handy aus, ziehen Sie den Stecker des Festnetztelefons und suchen Sie sich einen ruhigen Platz in Ihrem Zuhause, an welchem Sie niemand stört!
- Eine angenehme Atmosphäre begünstigt die Meditation. Zünden Sie ein Räucherstäbchen mit einem wohlduftenden Aroma an oder machen Sie ein Duftlämpchen an. Auch eine angenehme Entspannungsmusik kann beim Abschalten helfen.
- Ziehen Sie zum Meditieren lockere und leichte Kleidung an.
- Wählen Sie eine angenehme Position. Meditationen im Liegen oder Sitzen eignen sich besonders für Anfänger.

- Gehen Sie tief in sich hinein und machen Sie sich bewusst, dass Sie das Bewusstsein in diesem atmenden Organismus sind. Ergründen Sie dabei Ihr eigenes Ich.
- Lassen Sie los und lösen Sie sich von allem Flüchtigen, das kommt und geht. Nur das grenzenlose Bewusstsein bleibt. Machen Sie sich frei von Empfindungen. Wenn Ihnen das nicht auf Anhieb gelingt, konzentrieren Sie sich einfach wieder auf die Atmung und lassen Sie Gedanken und Gefühle vorbeiziehen.
- Nach einer Weile öffnen Sie langsam die Augen und kehren sanft wieder zurück in den Alltag.

Autogenes Training

Das Autogene Training (AT) ist eine auf Autosuggestion (Selbsthypnose) beruhende Entspannungsmethode. Der Begriff „autogen" ist dem Griechischen entlehnt und bedeutet sinngemäß „selbst erzeugt". Der Berliner Psychiater Johannes Heinrich Schultz hatte diese Methode aus der Hypnose entwickelt und stellte sie erstmals 1926 vor. Das Autogene Training ist heute weltweit als Entspannungsmethode und psychotherapeutisches Verfahren anerkannt. Autogenes Training ist völlig unabhängig vom kulturellen Umfeld und der Weltanschauung.

Im Autogenen Training erreicht man den Zustand der konzentrativen Selbstentspannung durch regelmäßige Konzentrationsübungen in Entspannungshaltung, im Liegen oder Sitzen.

Die Grundstufe umfasst Übungen zur Muskel- und Gefäßentspannung sowie Organübungen, die Herz und Atmung betreffen. Im Übungsverlauf kommt es zu einer beruhigend wirkenden vegetativen Umschaltung, die sich von den Gliedmaßen ausgehend über den ganzen Körper ausbreitet (Generalisierung).

Im Zustand entspannter Wachheit erleben AT-Übende in der Grundstufe Schwere, Wärme, Atem- und Herzrhythmus, Bauchwärme und Stirnkühle. Von entscheidender Bedeutung ist, dass die Erlebnisse autogen bleiben, also ohne fremdhypnotischen Beitrag ganz allein vom Übenden autosuggestiv erzeugt und durch Rücknahme wieder beendet werden.

Eine Übung dauert anfangs nur etwa drei Minuten. Regelmäßiges Training zwei bis drei Mal täglich wird empfohlen. Das Autogene Training kann fast überall und jederzeit bei Bedarf zur Selbstentspannung benutzt werden.

Die Grundstufe ist die am häufigsten praktizierte Form des Autogenen Trainings. In der Regel besteht sie aus sieben Übungen, die nacheinander ausgeführt werden:

1. Ruheübung: Schließen Sie die Augen, gehen Sie in sich und sagen Sie sich: „Ich bin ganz ruhig, nichts kann mich stören." Wiederholen Sie diese Formel im Geiste einige Male.

2. Schwereübung: Sie bleiben liegen und sagen sich: „Meine Arme und Beine sind ganz schwer." Wiederholen Sie diese Formel im Geiste einige Male. Sie werden merken, wie Ihre Gliedmaßen von einem Gefühl der Schwere durchdrungen werden.

3. Wärmeübung: In diesem Teil wird die Durchblutung der Gliedmaßen gefördert. Sagen Sie sich mehrmals hintereinander: „Meine Arme und Beine sind ganz warm."

4. Atemübung: Diese Übung steigert die Entspannung und besteht aus einer gezielten Konzentration auf den Atem. Sagen Sie sich: „Mein Atem fließt ruhig und gleichmäßig." Wiederholen Sie diese Formel im Geiste einige

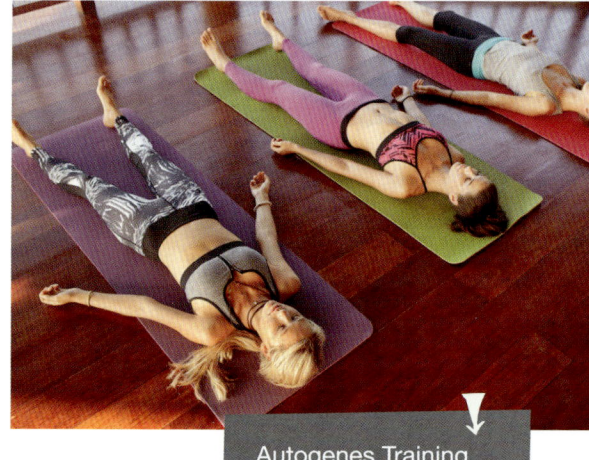

Autogenes Training entführt Sie aus dem hektischen Alltag und stärkt Ihr inneres Gleichgewicht.

Male. Atmen Sie während der Durchführung allerdings nicht gezielt länger ein und aus. Überlassen Sie die Regulierung des Atemrhythmus Ihrem Körper und lassen Sie Ihren Atem frei fließen.

5. Herzübung: Sie konzentrieren sich auf Ihren Herzschlag. Sagen Sie sich mehrmals: „Mein Herz schlägt ruhig und regelmäßig."

6. Sonnengeflechtsübung: Diese Übung zielt auf das Bauchzentrum ab. Hierfür sagen Sie sich: „Mein Leib wird strömend warm." Wiederholen Sie diese Formel im Geiste einige Male.

7. Kopfübung: Dieser Teil stimuliert die Konzentration und belebt. Sagen Sie sich mehrmals: „Der Kopf ist klar, die Stirn ist kühl." Zum Schluss sprechen Sie erneut im Geiste zu sich selbst „Arme fest! Tief Luft holen! Augen auf!" Dann öffnen Sie die Augen, strecken sich und schließen den Trainingsdurchgang bewusst ab. Am besten lernen Sie Autogenes Training, wenn Sie sich einer Trainingsgruppe unter fachmännischer Leitung anschließen. Wie für jedes Training gilt auch für Autogenes Training: Übung macht den Meister!

Yoga

Die jahrtausendealten Heilübungen stammen aus Indien und verfolgen einen ganzheitlichen Ansatz. Yoga ist allerdings mehr als bloße körperliche Ertüchtigung, es ist ein philosophisches System, das durch seine Weisheit und tiefe Einsicht in die komplexen Zusammenhänge des menschlichen Geistes und des Lebens sowie die vielfältigen Techniken zur Vervollkommnung des Menschen einmalig ist. Yoga spendet innere Gelassenheit und steigert die körperliche und geistige Leistungsfähigkeit.

Durch das Praktizieren von Yoga wird das Gleichgewicht der Kräfte Körper, Geist und Seele wieder hergestellt und erhalten. Dieses Ziel wird durch die Körperhaltungen (*Asana*), Atemübungen (*Pranayama*) und Meditation (*Dhyana*) bewerkstelligt. Darüber hinaus trainiert man durch Yoga die Muskulatur, bleibt fit und vital. Sie werden ausgeglichen, sind stressresistenter und ebnen den Weg für mehr Lebensfreude und Gesundheit.

Überbelastung oder falsch ausgeführte Übungen können allerdings auch schaden. Deshalb sollte Yoga nicht nur nach Büchern, sondern unter Anleitung eines qualifizierten Yogalehrers erlernt werden. Kurse werden von speziellen Yogaschulen oder auch von Fitnessstudios angeboten.

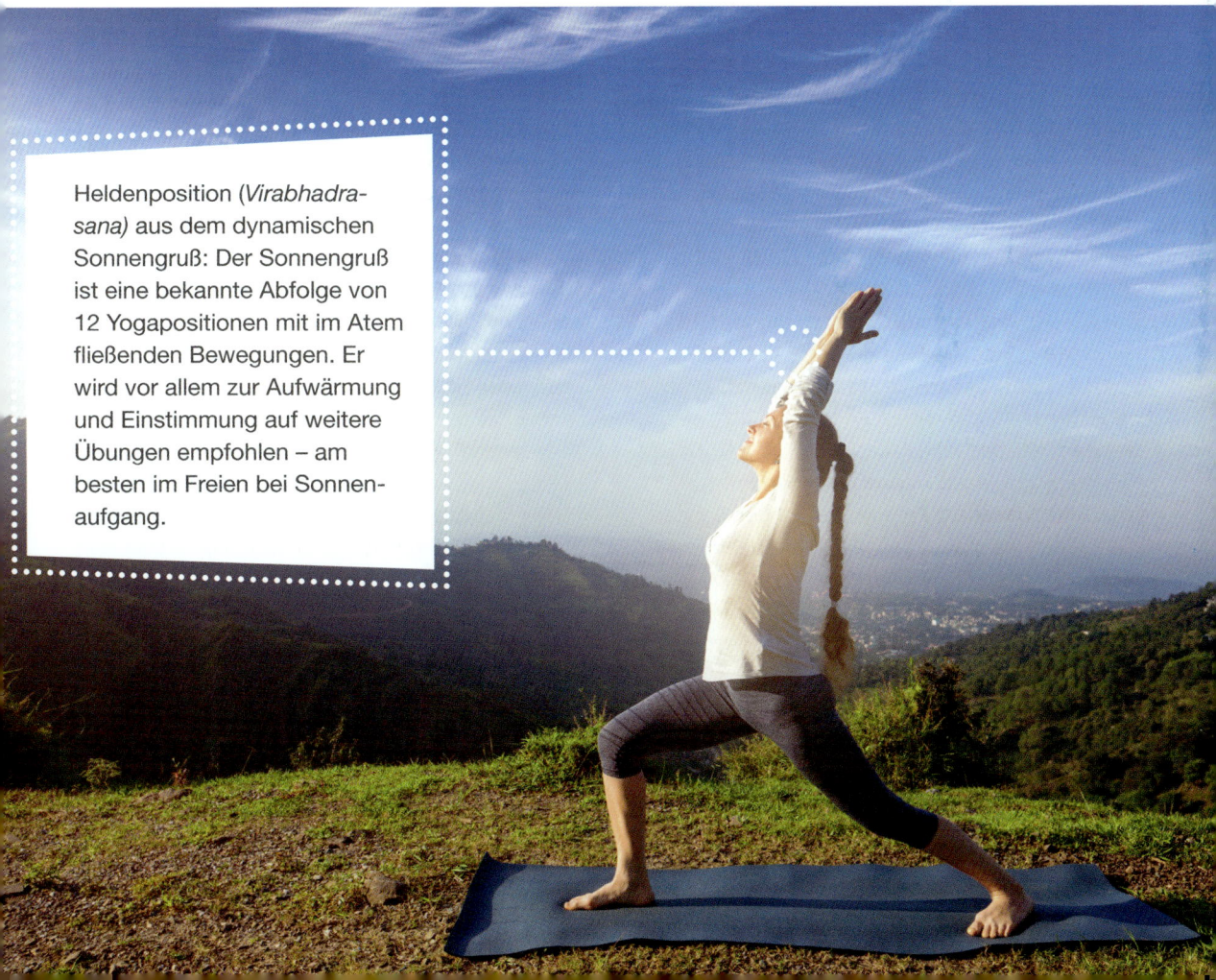

Heldenposition (*Virabhadra-sana*) aus dem dynamischen Sonnengruß: Der Sonnengruß ist eine bekannte Abfolge von 12 Yogapositionen mit im Atem fließenden Bewegungen. Er wird vor allem zur Aufwärmung und Einstimmung auf weitere Übungen empfohlen – am besten im Freien bei Sonnenaufgang.

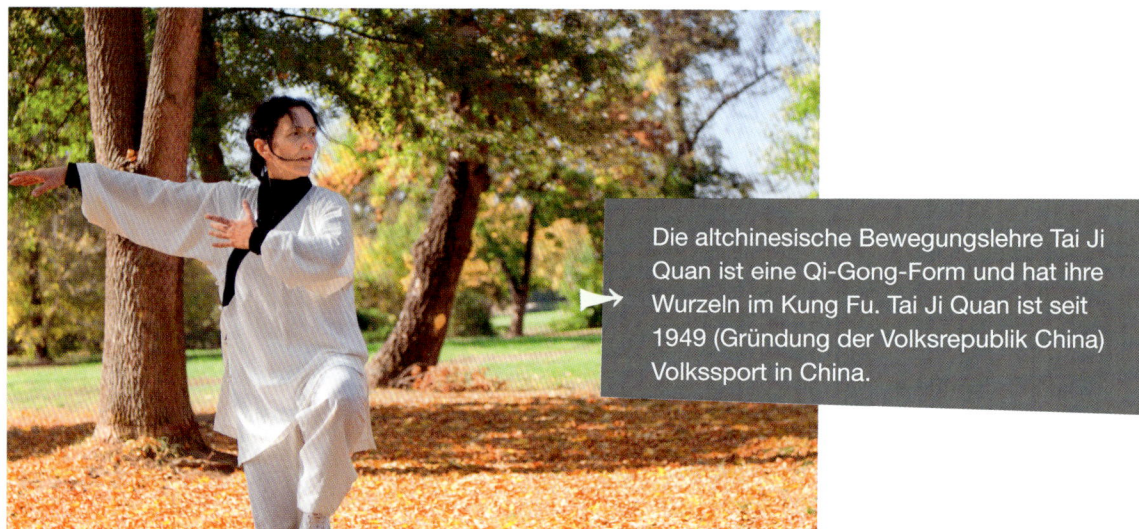

Die altchinesische Bewegungslehre Tai Ji Quan ist eine Qi-Gong-Form und hat ihre Wurzeln im Kung Fu. Tai Ji Quan ist seit 1949 (Gründung der Volksrepublik China) Volkssport in China.

Qi Gong

Qi Gong ist Mediation, Heilgymnastik und Kampfsport zugleich. Die Bewegungslehre wurde im alten China entwickelt. Dabei unterscheidet man zwischen zwei Formen: Im Qi Gong der Ruhe ist die Atmung besonders wichtig. Durch ruhige Bewegungen wird die innere Bewegung besonders intensiv gelenkt. Für das Qi Gong der Bewegung sind geschmeidige, fließende Bewegungen charakteristisch. Diese fördern die Harmonisierung von Gedanken, Empfindungen, körperlicher Kraft und Lebensenergie, die von den Chinesen „Qi" genannt wird.

Qi Gong fördert Ruhe, Konzentration und Leichtigkeit und ist Balsam für die Seele. Darüber hinaus steigert das Praktizieren von Qi Gong die Leistungsfähigkeit und hat eine positive Wirkung auf Sehnen, Knochen, Haut, Hirnfunktionen, Verdauungs- und andere Organe sowie die Funktionen des Blutgefäßsystems. Wie beim Yoga nehmen Sie durch regelmäßiges Training schließlich den eigenen Körper besser und vor allem anders wahr.

Es braucht viel Übung, bis man die komplexe Bewegungslehre beherrscht. Sie sollten Qi Gong auf jeden Fall anfangs in der Obhut eines erfahrenen Lehrers oder Meisters trainieren. Inzwischen bieten viele Fitnessstudios sowie Volkshochschulen Qi-Gong-Kurse an.

Zu Hause können Sie sich allerdings vorab schon einmal in der richtigen Atemtechnik üben! Beim Qi Gong werden unterschiedliche Atemtechniken eingesetzt. Für Anfänger sind jedoch nur zwei davon besonders wichtig: die natürliche Atmung und die Qi-Atmung. Probieren Sie die beiden Atemtechniken einmal bewusst aus und konzentrieren Sie sich dabei auf Ihren Körper.

- Bei natürlicher Atmung wird über die Nase geatmet und der Mund bleibt geschlossen. Während man einatmet, hebt sich das Zwerchfell und der Bauch wölbt sich leicht. Bei der Ausatmung strömt die Luft aus der Nase und der Bauch wird schließlich wieder flach.
- Bei Qi-Atmung lässt man die Luft langsam durch die Nase in den Körper strömen. Dabei zieht sich das Zwerchfell leicht nach unten und die Bauchmuskeln werden angespannt. Währenddessen breitet sich die Lebenskraft Qi im gesamten Körper aus. Beim Ausatmen verlässt verbrauchtes Qi den Körper über die Nase. Dabei entspannen sich die Bauchmuskeln wieder.

IHR DETOX-FAHRPLAN

Detox kann kinderleicht in den Alltag integriert werden. Bereits eine Ernährungsumstellung auf naturbelassene Kost kann Ihnen zu mehr Wohlgefühl verhelfen. Ebenfalls wirken sich regelmäßig angewendete Basenbäder, Schwitzkuren, Massagen und Entspannungsübungen günstig auf Ihre Gesundheit aus. Sie lassen sich problemlos in das tägliche Leben integrieren und verwöhnen Körper, Geist und Seele.

Um Ihren Stoffwechsel regelmäßig zu entlasten, empfehlen sich einmal wöchentlich durchgeführte Schlankheitstage. An diesen Tagen sind Sie körperlich aktiv und nehmen ausschließlich pflanzliche Kost zu sich.

Wenn Sie ein- bis zwei Mal im Jahr eine Detox-Woche durchführen, profitieren Sie langfristig von dieser Generalüberholung. Sie befreit Sie von tiefsitzenden, langjährigen Toxinen und Schlacken und verschafft ein positives Körpergefühl. Hier werden Elemente der Ernährung, Pflegerituale, Bewegungspraxis, Entspannungsübungen sowie ausleitende Verfahren miteinander kombiniert. Während der Detox-Woche sind Sie ganz bei sich, Sie lassen Altes hinter sich und schaffen Platz für Neues!

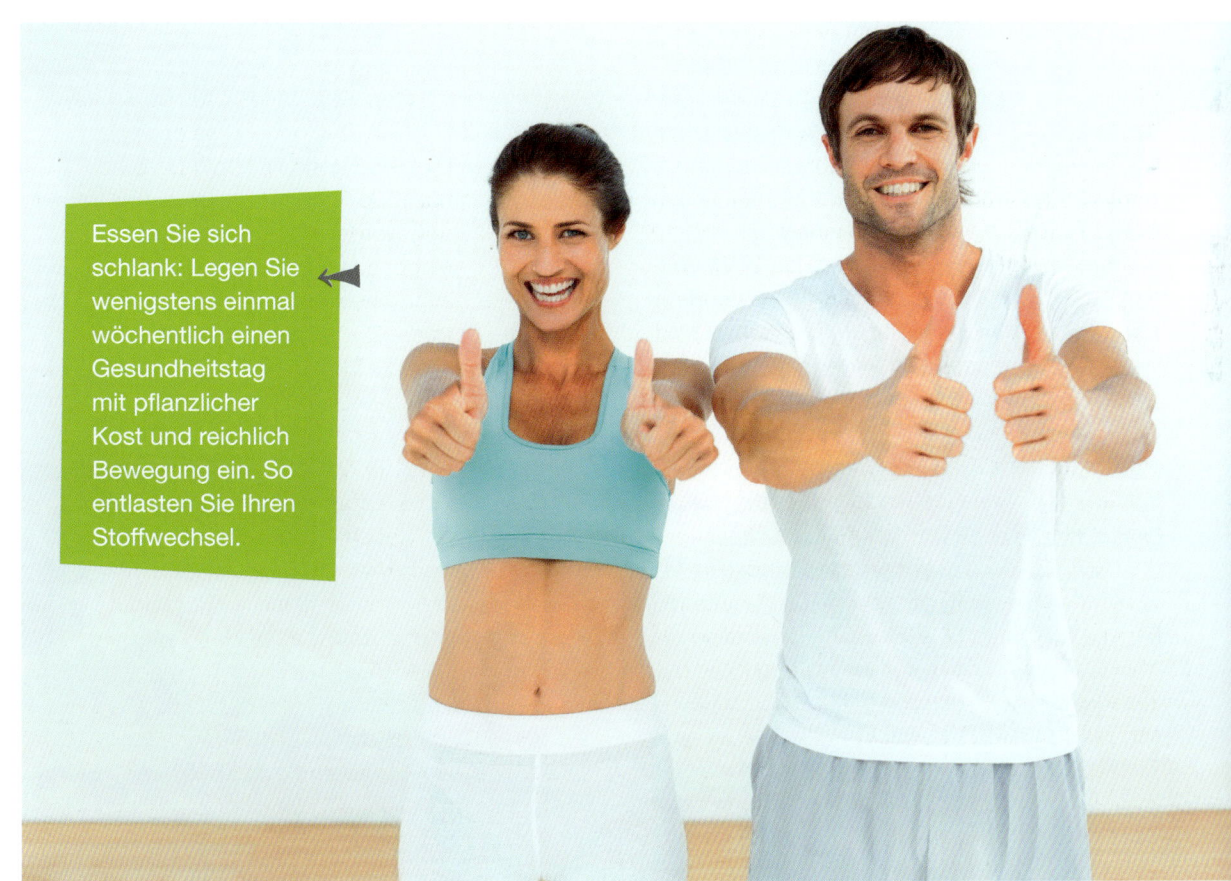

Essen Sie sich schlank: Legen Sie wenigstens einmal wöchentlich einen Gesundheitstag mit pflanzlicher Kost und reichlich Bewegung ein. So entlasten Sie Ihren Stoffwechsel.

SCHLANKMACHERTAGE

Wer etwas für die Gesundheit und die schlanke Linie tun möchte, muss nicht unbedingt gleich ein mehrtägiges Fastenprogramm absolvieren. Es ist bereits sehr wohltuend, wenn Sie wenigstens einmal pro Woche ganz bewusst einen Gesundheitstag mit pflanzlicher Kost einlegen. Auf lange Sicht können Sie so durchaus einige überflüssige Pfunde elegant verschwinden lassen.

Während der Schlankmachertage wird der Stoffwechsel entlastet, da die Verdauung weniger Schwerstarbeit leisten muss als sonst. Am gesunden Entlastungstag steht leicht verdauliches Obst und Gemüse auf dem Speisezettel. Hinzu kommen reichlich Flüssigkeit und viel frische Luft. Da an einem solchen Tag keine schwere Verdauungsarbeit anfällt, können Gifte besser neutralisiert und Schlacken leichter eliminiert werden. Davon profitieren die Gesundheit und die Figur gleichermaßen. Wählen Sie aus den nachfolgenden Vorschlägen Ihren persönlichen Favoriten für den Schlankmachertag aus.

Obsttag

Die Welt der Früchte ist bunt und gesund, süß und saftig, frisch und fruchtig. Wenn Sie das Obst in Rohkostform genießen, profitieren Sie am besten von seinem reichen Angebot an Vitaminen, Mineralstoffen, sekundären Pflanzenstoffen, krebsschützenden Pektinen und verdauungsfördernden Ballaststoffen.

Kaufen Sie ganz bewusst frische Früchte für Ihren Obsttag – etwa ein bis eineinhalb Kilogramm. Lassen Sie sich von der Vielfalt der Obstsorten inspirieren und wählen Sie reifes Obst bestmöglicher Qualität – am besten saisonale Sorten aus regionalem Anbau.

Genießen Sie die Früchte möglichst mit Schale, die wertvolle und gesunde Nährstoffe sowie sekundäre Pflanzenstoffe enthält, und trinken Sie zwei bis drei Liter stilles Mineralwasser schluckweise über den Tag verteilt zwischen den Mahlzeiten. Wer die Kombination von Obst und Wasser schlecht verträgt, kann auf ungezuckerten Kräutertee ausweichen.

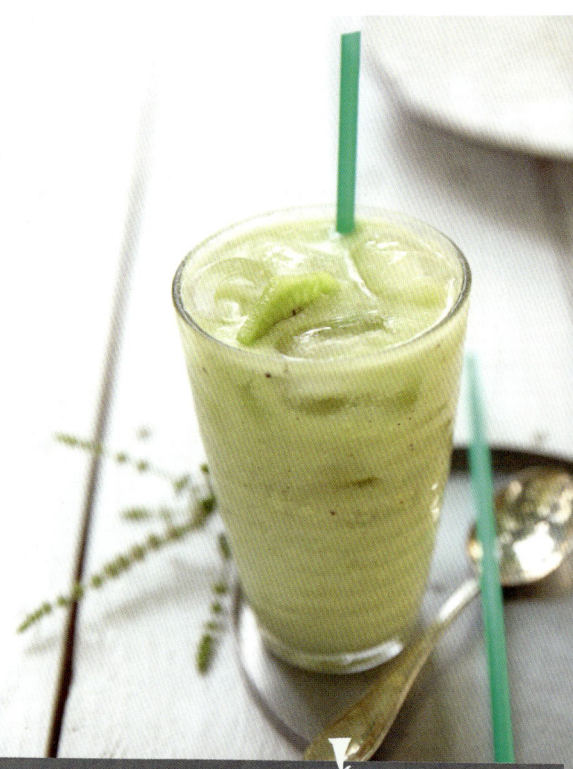

Mit einem Avocado-Apfel-Kiwi-Smoothie versorgen Sie Ihren Körper mit reichlich Vitaminen, Mineralstoffen und Spurenelementen. Darüber hinaus stimulieren die unverdaulichen Faserstoffe der Avocado die Verdauung und das in ihr enthaltene Tryptophan wird im Körper zu schlafförderndem Melatonin umgewandelt.

So könnte Ihr Obsttag aussehen:

Morgens

- Sie starten den Tag mit einem Obstmüsli. Hierfür benötigen Sie ½ Apfel, ½ Birne, 1 blaue Pflaume, 1 Kiwi, 2 EL Dinkelflocken, 1 Becher Magerjoghurt natur (150 g)
- Apfel, Birne und Pflaume waschen und entkernen, Kiwi schälen und die Früchte klein schneiden. Nun die Dinkelflocken hinzugeben und den Joghurt untermengen.
- Das übrige Obst in eine Glasschüssel geben, abdecken und im Kühlschrank kalt stellen.

Zwischensnack

Sie essen die vom Frühstück übrig gebliebene halbe Birne und den halben Apfel.

Mittags

- Nun gibt es einen herrlichen Obstsalat aus 250 Gramm Beerenfrüchten nach Saison, ½ Honigmelone und dem Saft von 1 Mandarine sowie von ½ Zitrone. Einige Minzblätter geben dem Obstsalat die besondere Note.
- Beerenfrüchte waschen, putzen und gegebenenfalls zerkleinern. Dann die Honigmelone halbieren, entkernen, die Schale entfernen und das Fruchtfleisch in feine Würfel schneiden. Die Obststücke in eine Schale geben, Mandarine und Zitronenhälfte auspressen, den

Saft über die Obstmischung gießen und das Ganze gut durchmischen. Zum Schluss die Minze waschen, trocken schütteln und hacken. Den Obstsalat damit garnieren.

Zwischensnack

Gegen den kleinen Hunger hilft ein Apfel. Kauen Sie ihn gut und verspeisen Sie ihn langsam.

Abends

- Zum Abendessen wird ein fruchtiger Smoothie serviert. Zutaten sind: ¼ kleine Zitrone, ½ reife Avocado, ½ Apfel, ½ reife Kiwi, 100 ml Mineralwasser
- Die Zitrone auspressen, den Saft in einen Standmixer geben. Die Avocado entsteinen und mit einem Löffel das Fruchtfleisch aus der Schale lösen. Sofort zum Zitronensaft geben, da das Fruchtfleisch andernfalls eine bräunliche Farbe annimmt. Den Apfel waschen, das Kerngehäuse entfernen und den Apfel grob würfeln. Die Kiwi schälen, 2 Scheiben abschneiden und für die Garnitur beiseitelegen. Die restliche Frucht in grobe Stücke schneiden und zusammen mit den Apfelwürfeln zur Avocado in den Mixer geben.
- Die Mischung fein pürieren, in zwei große Gläser gießen und am Ende nach Belieben Mineralwasser nachgießen. Zur Krönung die Kiwischeiben als Garnitur darauf platzieren.

Gemüsetag

An diesem Tag steht Gemüse-Rohkost auf dem Speiseplan. Vitamine, Mineralstoffe, Spurenelemente, sekundäre Pflanzenstoffe und Ballaststoffe sind darin reichlich enthalten. Sie nehmen kaum Kalorien auf, profitieren aber von pflanzlichem Eiweiß und essenziellen Fettsäuren.
Bevorzugen Sie beim Einkauf möglichst naturbelassenes und frisches Gemüse. Verarbeiten Sie das Gemüse erst kurz vor der Mahlzeit.

Benutzen Sie statt Salz frische Zwiebeln, Knoblauch, Meerrettich, Obstessig, kaltgepresste Pflanzenöle und Kräuter. Gehackte Nüsse, Sprossen, Samen oder Sojamilch sind dekorative und gesunde Zutaten. Nehmen Sie sich Zeit zum Essen und kauen Sie gründlich. Trinken Sie zwei bis drei Liter stilles Mineralwasser schluckweise über den Tag verteilt, am besten zwischen den Mahlzeiten.

So könnte Ihr Gemüsetag aussehen:

Morgens

- Zum Frühstück gibt es ein Müsli aus ½ Apfel, 1 Möhre, 100 ml Sojamilch, 2 EL Vollkornflocken und einigen Walnusskernen.
- Den Apfel waschen, entkernen und zerkleinern. Die Möhre ebenfalls waschen, schälen und mit einer Raspel fein raspeln. Nun Möhre und Apfel zusammen mit der Sojamilch in eine Schüssel geben, danach die Vollkornflocken untermengen. Die Walnusskerne hacken und über das Müsli streuen.
- Die übrig gebliebene Apfelhälfte legen Sie in den Kühlschrank.

Zwischensnack

Sie essen den vom Frühstück übrig gebliebenen halben Apfel.

Mittags

- Mittags dürfen Sie sich auf einen wunderbaren Salat aus Blattsalat (nach Saison), ½ Fenchelknolle, ½ roten Paprika, etwas Schnittlauch und Sonnenblumenkernen freuen. Für das Dressing verwenden Sie den Saft von ½ Zitrone, 2 EL kaltgepresstes Olivenöl und Pfeffer aus der Mühle.
- Zuerst die Salatblätter waschen, zerkleinern und trocken schleudern. Danach Fenchel und Paprika waschen, putzen und klein schneiden. Den Schnittlauch waschen, trocken schütteln, grob zerkleinern und mit dem Gemüse sowie den Sonnenblumenkernen in eine Schale geben.
- Anschließend Zitronensaft und Olivenöl in einer separaten Schale mischen. Dann das Dressing mit Pfeffer abschmecken und unter den Salat mischen.

Zwischensnack

- Zwischendurch darf gedippt werden. Sie benötigen ¼ Gurke, ½ rote Paprika, 1 Möhre, frischen Schnittlauch, 1 Becher Magerjoghurt natur (150 g) und 1 EL kaltgepresstes Olivenöl.

- Das Gemüse waschen und gegebenenfalls putzen, dann in lange schmale Streifen schneiden.
- Für den Dip den Schnittlauch waschen, trocken schütteln und fein hacken. Danach mit Magerjoghurt und Olivenöl vermischen.
- Jetzt können Sie die Gemüsestreifen mit dem Dip genießen.

Abends

- Auch abends kommen Genießer nicht zu kurz: Es wird marinierter Sellerie serviert!
- Zutaten sind 3 bis 4 Selleriestangen, ½ kleine Zwiebel, 1 kleine Knoblauchzehe, 1 Messerspitze Meerrettich, 1 EL Apfelessig und 1 EL kaltgepresstes Olivenöl und Pfeffer aus der Mühle.
- Die Selleriestangen gründlich waschen und anschließend raspeln. Danach Zwiebel und Knoblauch schälen und fein hacken. Nun alles in eine Schüssel geben, mit dem Meerrettich vermischen, Apfelessig und Olivenöl hinzufügen, alles gut vermengen sowie mit Pfeffer abschmecken.

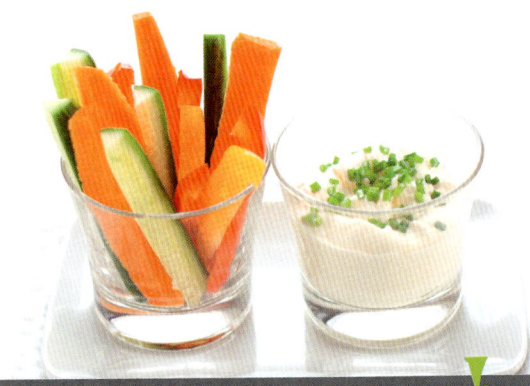

Sie können den Dip für Ihren Zwischensnack auch mit anderen Kräutern wie Oregano, Basilikum oder Zitronenmelisse würzen. Beim Gemüse stehen Ihnen ebenfalls viele Möglichkeiten offen. Beispielsweise schmecken Fenchel, Radieschen oder Staudensellerie ebenfalls sensationell mit Dip.

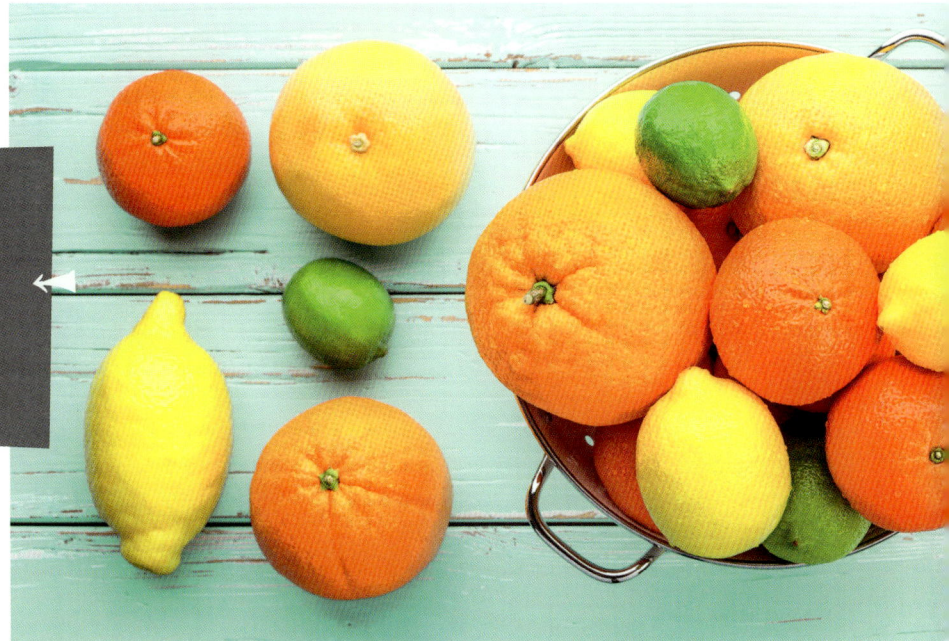

Zitrusfrüchte wie Orangen, Grapefruits, Zitronen oder Limetten enthalten Flavonoide, die leberstärkend wirken und damit die Entgiftung aktivieren.

Safttag

Am Safttag verzichten Sie komplett auf feste Nahrung, was Ihre Verdauung nachhaltig entlastet. Allerdings enthalten die Säfte auch Kalorien. Die gesamte Saftmenge pro Tag beträgt etwa einen Liter, das sind fünf Gläser Saft à 200 Milliliter. Obst- und Gemüsesäfte sind gleichermaßen gut geeignet. Säfte versorgen Sie mit vielen gesunden Vitaminen, Mineralstoffen und sekundären Pflanzenstoffen. Safttage wirken entgiftend und entschlackend, und sie stärken zudem das Immunsystem. Frisch gepresste Säfte sind besonders empfehlenswert. Sie können aber auch Säfte aus der Flasche benutzen. Achten Sie unbedingt auf bestmögliche Qualität.

Trinken Sie Ihre Säfte mindestens auf fünf Portionen über den Tag verteilt. Sie können abwechselnd Obst- und Gemüsesäfte genießen und die Säfte pur schluckweise trinken. „Kauen" Sie den puren Saft kurze Zeit, damit gesunde Pflanzenstoffe schon im Mund aufgenommen werden können.

Um auf eine Flüssigkeitsmenge von etwa zweieinhalb Liter an diesem Tag zu kommen, müssen Sie in jedem Fall zusätzlich 1,5 Liter stilles Mineralwasser oder Leitungswasser trinken. Sie können aber auch Ihre Säfte mit dieser Wassermenge verdünnen. Alternativ trinken Sie Ihre Säfte pur schluckweise und ergänzen den Flüssigkeitsbedarf mit Kräutertee. So könnte Ihr Safttag aussehen:

Morgens

Stellen Sie einen Saft aus 2 Orangen, 1 rosa Grapefruit und 1 Zitrone her; 1 Minzblatt dient als Garnitur.

Sie trinken zunächst ein bis zwei Tassen Kräutertee Ihrer Wahl. Dann genießen Sie den frisch gepressten Fruchtsaft, garniert mit einem Minzblatt. Frisch gepresster Saft aus Südfrüchten ist einer der besten Wachmacher. Die Verdauung wird entlastet und Sie profitieren von krebsschützenden Pflanzenstoffen. Das Sättigungsgefühl wird mindestens zwei Stunden vorhalten.

Ihr Detox-Fahrplan

Vormittags

Gönnen Sie sich einen Saft aus 300 g Möhren mit einigen Tropfen Distelöl. Dieser Powerdrink bringt Ihnen die nötige Energie bis zum Mittag.

Mittags

Nun werden Ihre Geschmacksknospen mit einem erfrischenden Früchtetrunk verwöhnt. Der Saft, der jetzt auf dem Speiseplan steht, wird aus 1 Orange, ½ Ananas sowie ½ Zitrone gemacht.

Nachmittags

- Ein Drink aus 2 Tomaten, 3–4 Stängel Basilikum, 1 EL kaltgepresstem Olivenöl, Pfeffer und stillem Mineralwasser spendet Ihnen neue Energie.
- Hierfür einfach die Tomaten waschen, den Strunk entfernen und die Tomaten in einen Mixer geben. Das Basilikum waschen und zu den Tomaten geben. Das Ganze gut durchmixen, einen Schuss Olivenöl hinzufügen, mit Pfeffer abschmecken.
- Nach Belieben mit Mineralwasser verdünnen und fertig ist Ihr Flüssigsnack.

Abends

- Der krönende Abschluss ist ein Drink aus 80 g Staudensellerie, 1 gelben Paprikaschote, 1 Zitrone, 1 TL kaltgepresstem Olivenöl und 1 EL frisch gehackter Petersilie.
- Das Gemüse waschen, putzen und entsaften. Die Zitrone auspressen und den Saft mit dem Olivenöl in den Gemüsesaft mischen.
- Das Ganze in ein Glas füllen. Die Petersilie über den Saft streuen.

DETOX-WOCHE

Heilfasten steigert das Wohlbefinden, stärkt die Gesundheit, entgiftet, entschlackt und erhöht die Regenerationskräfte. Obwohl diese positiven Wirkungen von Praktizierenden bestätigt wurden, sind sie überwiegend nicht wissenschaftlich belegt. Dennoch erfreuen sich solche Kuren seit Jahrhunderten großer Beliebtheit. Fasten vermittelt das Gefühl der inneren Reinigung und kann zu außergewöhnlichen psychischen Erfahrungen führen. Zudem stärkt das Fastenerlebnis das Gesundheitsbewusstsein, kann chronische Beschwerden günstig beeinflussen, zur Veränderung eines ungesunden Lebensstils beitragen und beim Abnehmen helfen.
Während der Fastenzeit erfolgt die Anpassung an den Nährstoffmangel durch Umstellung auf den Hungerstoffwechsel: Der Organismus schaltet auf ein Sparprogramm um. Fastenkuren werden planmäßig durchgeführt. Sie beginnen mit Vorfasten- bzw. Entlastungstagen, werden mit der eigentlichen mehrtägigen Fastenphase fortgesetzt und enden mit Tagen des Fastenbrechens.

Genussmittelabstinenz und gezielte Darmentleerung gehören dazu. Wer eine Fastenkur machen möchte, sollte gesund sein. Kontraindikationen des Fastens finden Sie auf Seite 88. Vor einer Fastenkur sollten Sie sich in jedem Fall ärztlich beraten lassen. Falls möglich, ist Heilfasten in einer Kurklinik die beste Option. Vor längeren Fastenkuren ohne ärztliche Begleitung wird gewarnt! Es gibt viele Möglichkeiten, eine Fastenwoche in den eigenen Jahresplan einzubauen: Sie können ein- oder zweimal jährlich (Frühling oder Herbst) einen Termin für die persönliche Entschlackungskur festlegen oder Sie planen die Fastenwoche im Urlaub ein.

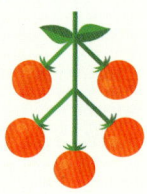

Mögliche Begleiterscheinungen

Im Zuge der Detox-Kur werden reichlich tiefsitzende Gifte ausgeschieden. Dies kann nachfolgende unangenehme Begleiterscheinungen hervorrufen, die jedoch im Zeichen der Heilung stehen:

- allgemeines Unwohlsein
- Müdigkeit
- Schlafprobleme
- Körpergeruch
- Hautunreinheiten
- Kreislaufprobleme
- Kopf- und Gliederschmerzen

Fasten bedeutet innere und äußere Reinigung. Sie finden zu sich und sagen sich von allen Verpflichtungen los.

Vorbereitung

Bevor Sie Ihre Detox-Woche starten, sollten Sie alle Arbeiten und Verpflichtungen erledigt haben und keine Termine während Ihrer Fastenzeit vereinbaren. Eine Woche, die nur Ihnen gehört, liegt vor Ihnen: ein Entlastungstag, fünf Fastentage und zwei Aufbautage.

Essen Sie an den Tagen vor Ihrer Fastenwoche wie sonst auch, aber schlagen Sie sich nicht den Bauch voll. Das benötigen Sie für Ihre Detox-Kur:

- Sportbekleidung
- Wärmflasche
- Klistiere (Selbstanwendung siehe S. 102)
- Hautöl (z. B. Sesamöl oder Orangenöl)
- Trockenbürste
- Leinenhandtücher

Sie kaufen im Vorfeld Lebensmittel für etwa sechs Tage ein. Bevorzugen Sie Bioware bzw. naturbelassene Produkte. So sieht Ihr Einkaufszettel aus:

- 10 Flaschen stilles Mineralwasser (falls Sie kein Leitungswasser trinken)
- Verschiedene Sorten Kräutertee (Beutel oder lose Kräuter wie Melisse, Pfefferminze u. a.; Kräutermischungen siehe S. 86)
- Gemüse und Gewürze (für die Gemüsebrühe)
- 1,5 kg Obst oder Gemüse
- 5 bis 10 ungespritzte Zitronen
- Obstsäfte (2 Flaschen à 1,5 l, verschiedene Sorten)
- 1 Flasche Sauerkrautsaft
- 250 g geschroteter Leinsamen
- 40 g Glaubersalz

Glaubersalz

Glaubersalz ist ein Abführmittel, das vor allem zu Beginn einer Fastenkur eingenommen wird. Es erhöht den Flüssigkeitsanteil im Darm und verursacht Durchfall. Dabei wird der Darm in der Regel vollständig entleert. Durch das Abführen wird unter anderem das Hungergefühl gelindert, was im Zuge der Fastenkur ein günstiger Nebeneffekt ist.

Allerdings ist das Abführen mit Glaubersalz keine angenehme Prozedur, da es teilweise zu heftigen Durchfällen kommt, die sich in einem Zeitraum von 3 bis 8 Stunden stetig ereignen. In der Regel werden 40 Gramm Glaubersalz in 750 Milliliter Wasser aufgelöst und dann eingenommen. Beachten Sie hierzu unbedingt die Packungshinweise. Das Hinzufügen von Zitronensaft mildert den unangenehmen Geschmack.

Trinken Sie viel Wasser während der Prozedur, da der Körper durch das Abführen viel Flüssigkeit verliert und daraufhin Schwindel sowie Kopfschmerzen auftreten können.

Entlastungstag

Die Fastenwoche soll nicht nur Verdauung und Stoffwechsel entlasten, sondern auch von medialer und kommunikativer Reizüberflutung befreien und so gleichfalls die Seele reinigen. Eine Woche der Ausgeglichenheit für Körper, Geist und Seele liegt vor Ihnen.

Der Entlastungstag dient der Einstimmung auf Nahrungsverzicht und Besinnlichkeit. Sie essen wenig und einfach, bis zum ersten Sättigungsgefühl. Frisches Obst und Gemüse sind immer empfehlenswert. Quellstoffe wie Leinsamen verbessern den Stuhlgang, am besten mit Mager-

joghurt oder selbst gemachtem Apfelmus.
Es ist Ihr erster Tag der Fastenwoche, und er
sollte nur Ihnen gehören. Sie sollten ihn so
entspannt wie möglich erleben. Von gewohnten
Genussmitteln wie Zigaretten, Alkohol, Kaffee
und Süßigkeiten oder Cola und Pommes verabschieden Sie sich vorübergehend. Ob Sie daran
nach Ihrer Fastenwoche noch Gefallen finden,
wird sich zeigen. Die innere Umschaltung auf
Fasten hat begonnen. Am Entlastungstag nehmen Sie noch feste Nahrungsmittel zu sich (siehe
Fastenwoche im Überblick).

Erster Fastentag

Ab heute gibt es nur noch Flüssignahrung.
Gründliche Darmreinigung und Ausschei-
dungsvorgänge stehen an diesem Tag im
Vordergrund. Mit Glaubersalz forcieren Sie den
Stuhlgang. Sie sollten an diesem Tag keine
großen Anstrengungen unternehmen, sondern
lieber entspannen und faulenzen. Heiße Bäder
oder Sauna sind nicht empfehlenswert. Benutzen Sie die Wärmflasche oder einen warmen
Leibwickel.

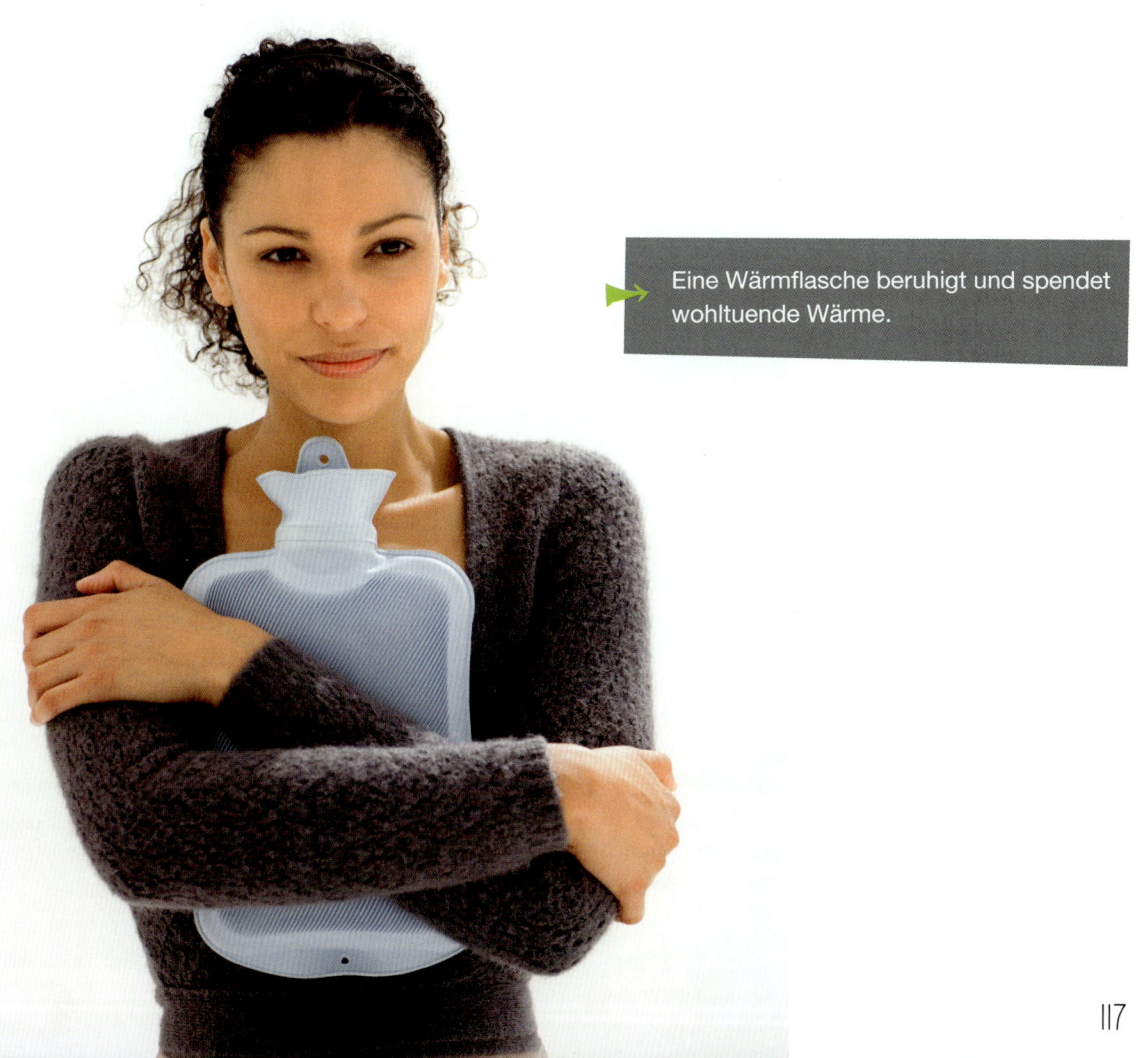

Eine Wärmflasche beruhigt und spendet
wohltuende Wärme.

Leibwickel

Leibwickel lindern Schmerzen, entspannen und steigern das Wohlgefühl. Darüber hinaus stellt sich nach wenigen Sekunden der Anwendung ein spürbares Wärmegefühl im ganzen Körper ein.

Sie benötigen:

- 1 langes schmales Leintuch
- 2 breite, lange Handtücher
- 1 Wolltuch oder Schal

Anwendung

- Wickel sollten immer in mindestens zwei, besser in drei Lagen angelegt werden. Das Leintuch bildet die innerste Lage. Tauchen Sie es in kaltes Wasser, wringen es etwas aus, und wickeln es glatt anliegend um den Bauchbereich.
- Dann wird der Wickel mit einem trockenen Baumwolltuch umhüllt. Dabei sollte das Leintuch völlig bedeckt sein.
- Anschließend alles mit dem Wolltuch/Schal gut abdecken.
- Nun in entspannter Lage 45 bis 60 Minuten liegen bleiben und eventuell zusätzlich mit einer Decke zudecken.
- Sofern eine besonders schweißtreibende Wirkung erwünscht ist, kann die Anwendungsdauer auf bis zu drei Stunden verlängert werden.
- Zwischendurch empfiehlt sich das schluckweise Trinken von warmem Kräutertee. Nach der Anwendung sollten Sie unbedingt ½ bis 1 Stunde ruhen.

Wichtige Hinweise

- Keine kalten Wickel bei Frösteln oder Frieren anwenden.
- Tritt nach 5 bis 15 Minuten kein wärmendes Gefühl ein, wird Wärmung von außen empfohlen (z. B. heißen Tee trinken oder eine Wärmflasche).
- Die Anwendung kann bei einem unangenehmen Empfinden jederzeit abgebrochen werden.
- Kontraindikationen sind akute Entzündungen.

Zweiter Fastentag

Möglicherweise treten nagende Hungergefühle auf. Wirksames Gegenmittel ist ein halbes Glas Zitronenwasser. Da der Blutdruck im Fastenzustand niedrig ist, kann es zu Schwindel- oder Übelkeitsgefühlen kommen. Solche Beschwerden sind harmlos und verschwinden rasch. Etwas Bewegung an der frischen Luft oder Erfrischung des Gesichts mit kaltem Wasser helfen. Der beste Rat: viel trinken. Kopf-, Glieder- und Rückenschmerzen zu Beginn der Kur weisen darauf hin, dass Stoffwechselprodukte aus der Muskulatur mobilisiert werden. Warme Umschläge, Wärmflasche und Leibwickel sind empfehlenswerte Gegenmaßnahmen. Darüber hinaus hilft ein Einlauf oft bestens.

Gelegentlich erleben Sie ein Stimmungstief und beginnen an Ihrem Vorhaben zu zweifeln. Lassen Sie sich nicht aus der Ruhe bringen, die Fastenkur wirkt bereits gut. Um Restaurants und Lebensmittelläden machen Sie besser einen großen Bogen.

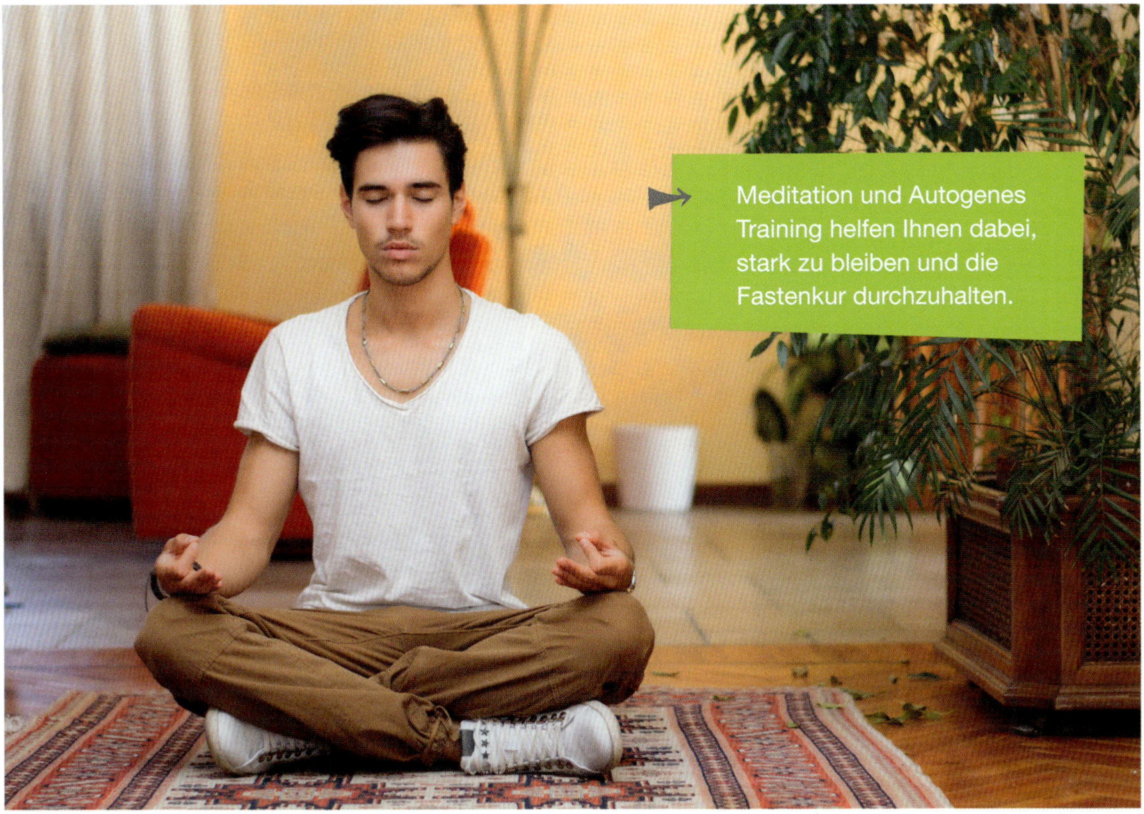

Meditation und Autogenes Training helfen Ihnen dabei, stark zu bleiben und die Fastenkur durchzuhalten.

Dritter bis fünfter Fastentag

Ab heute geht es aufwärts. Die Stimmung steigt. Sie sind sicherer und zuversichtlich, dass Sie auf einem guten Weg sind. Wenn Sie noch keinen Einlauf gemacht haben, ist er spätestens am dritten Tag fällig, da der unterbeschäftigte Darm nur unzureichend arbeitet. In jedem Fall werden Sie bereits jetzt ein völlig neues Körpergefühl genießen. Tun Sie alles, worauf Sie Lust haben. Am vierten und fünften Fastentag fühlen Sie sich möglicherweise so wohl, dass Sie am liebsten noch länger fasten wollen. Sie bleiben aber Ihrer Entscheidung treu: nur eine Fastenwoche. Am fünften Tag führen Sie eine weitere Darmreinigung mit einem Einlauf durch. Wer unter Verstopfung und Verdauungsproblemen leidet, kann den Einlauf täglich machen.

Gehen Sie zum Beispiel wandern in den Bergen, legen Sie Ruhepausen ein und genießen Sie die Natur. Lauschen Sie den Vögeln, atmen Sie den Duft der Wildkräuter ein und entspannen Sie im Hier und Jetzt.

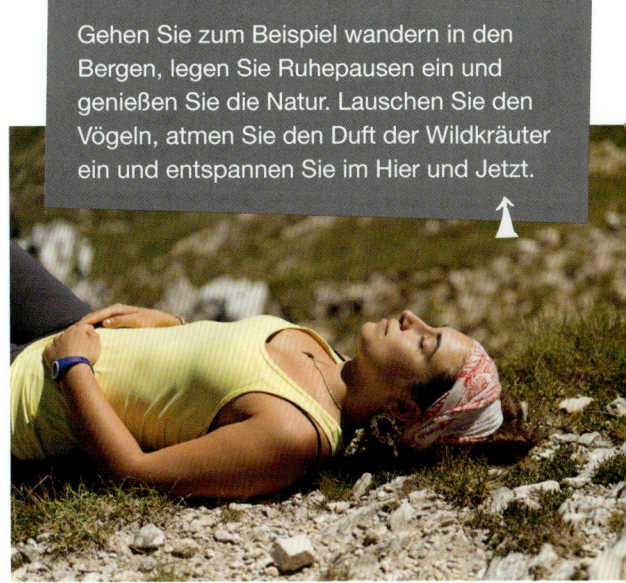

Fastenbrechen und Aufbautage

Die Umstellung von ausschließlich flüssiger auf feste Nahrung geschieht langsamer als vom Essen auf Fasten. Deshalb kommt den Aufbautagen große Bedeutung zu. Wenn Sie nach dem fünften Fastentag am ersten Aufbautag in einen Apfel beißen, haben Sie das Fastenbrechen vollzogen. Am fünften Fastentag besorgen Sie die Lebensmittel für Ihre Aufbautage: Äpfel, Blattsalate, Möhren, Tomaten, Kartoffeln, Butter, Frischkäse, Magerquark, -joghurt, Knäcke-, Vollkorn- oder Leinsamenbrot, Molke und Sauerkrautsaft, Obst nach Geschmack oder Saison. Bevorzugen Sie Bioprodukte bzw. naturbelassene Produkte. Auch an den Aufbautagen sollten Sie reichlich Flüssigkeit trinken.

An diesen Tagen spüren Sie am deutlichsten die erstaunliche Grunderfahrung des Fastens: Sie fühlen sich auch ohne all die süßen und leckeren Sachen, ohne Zigaretten und ohne Fleisch, Cola und Pommes fit und leistungsfähig. Sie stellen fest, dass Sie viel weniger Nahrung brauchen, als Sie bislang glaubten. Es wird klar, dass Sie viel weniger Salz beim Essen benötigen und Sie bemerken die Geschmacksqualitäten von Gewürzen. Sie stellen fest, dass der Geschmackssinn geschärft ist. Sie essen gesünder und qualitätsbewusster. Mit einem Wort: Sie begreifen die Vorteile des gesundheitsbewussten Lebensstils – für Leib und Seele.

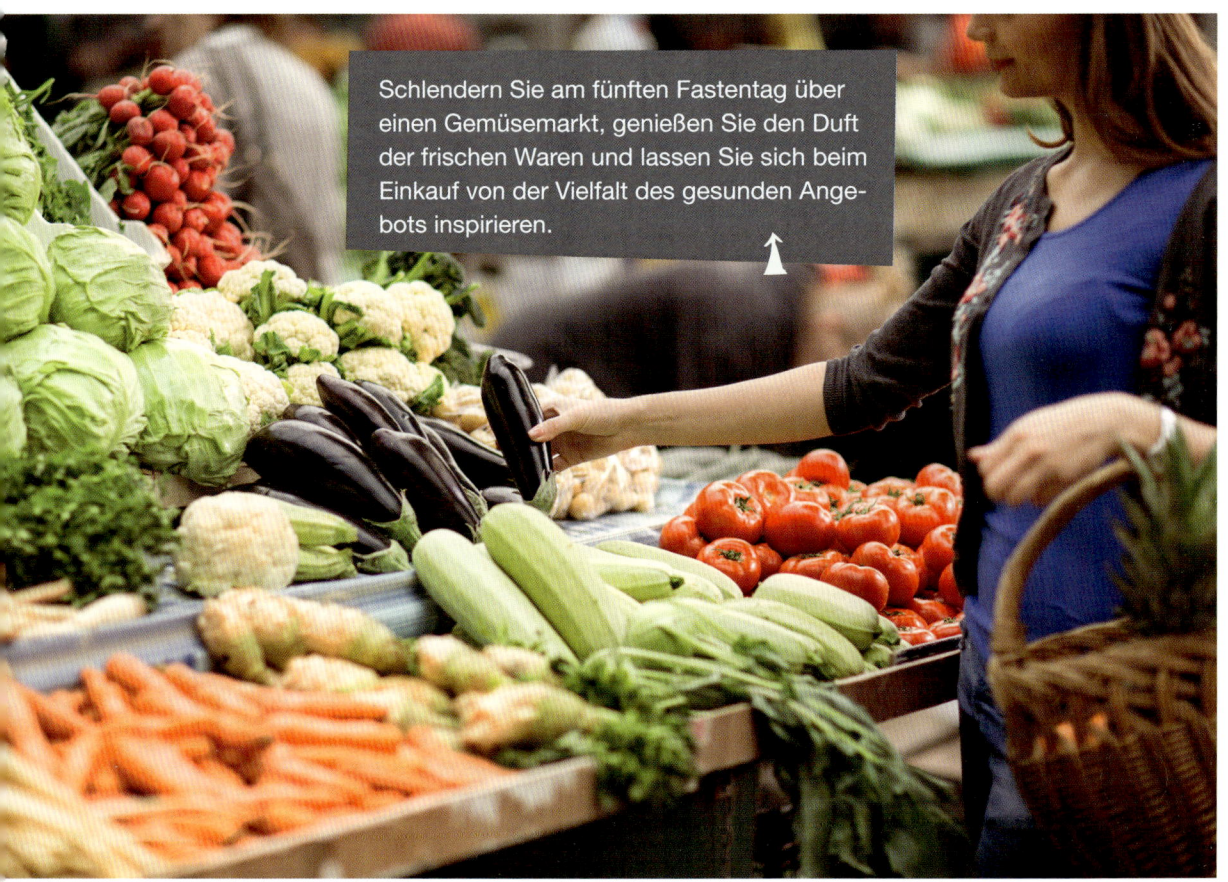

Schlendern Sie am fünften Fastentag über einen Gemüsemarkt, genießen Sie den Duft der frischen Waren und lassen Sie sich beim Einkauf von der Vielfalt des gesunden Angebots inspirieren.

Ihre Detox-Woche im Überblick

Während der Detox-Kur sollten Sie mindesten 2 bis 3 Liter Mineralwasser täglich trinken. Versuchen Sie während der gesamten Kurwoche sämtliche Kommunikationsgeräte wie Handy oder Computer ausgeschaltet zu lassen. Verwenden Sie keine Pflegemittel mit chemischen Zusätzen. Greifen Sie am besten auf die gute alte Kernseife zurück oder reinigen Sie ihren Körper mit Sesam- oder Orangenöl, das Sie 10 bis 15 Minuten vor dem Duschbad auf die Haut auftragen. Rezeptvorschläge finden Sie im Rezeptteil ab Seite 28. Erörterungen zur Bewegungs- und Entspannungspraxis können Sie ab Seite 104 nachlesen. Erschrecken Sie nicht beim Blick auf die Waage: Ein leichter Gewichtsanstieg ist normal!

Entlastungstag

Ausscheidung an diesem Tag
• Weicher Stuhl durch Quellstoffe (Leinsamen) und Wasser

Morgens
• Pflege: Zunge schaben, Ölziehen, Nasenduschen, duschen
• Frühstück: Kräutertee, Obstsaft, Obst oder Vollkornmüsli mit Leinsamen

Zwischendurch
• Bewegung/Ruhe: Spaziergang oder Walking an der frischen Luft (30 bis 60 Minuten)
• Getränke: viel Wasser trinken

Mittags
• Mittagessen: freie Auswahl (Rezepte siehe S. 60)

Zwischendurch
• Getränke: 1 Tasse Kräutertee, viel Wasser trinken
• Bewegung/Ruhe: Yoga oder Qi Gong (30 bis 60 Minuten)

Abends
• Abendessen: freie Auswahl (Rezepte siehe S. 60)
• Pflege: Basenbad

I. Fastentag

Ausscheidung an diesem Tag
• Gründliche Darmentleerung morgens

Morgens
• Pflege: Zunge schaben, Ölziehen, duschen
• Frühstück: Kräutertee, Glaubersalzlösung (mit Zitrone), Pfefferminztee
• Bewegung/Ruhe: Ausschlafen, Autogenes Training

Zwischendurch
• Bewegung/Ruhe: Spaziergang oder Walking an der frischen Luft (30 bis 60 Minuten)
• Pflege: Selbstmassage (S. 97)
• Getränke: 1 Tasse Kräutertee, viel Wasser trinken

Mittags
• Mittagessen: Gemüsebrühe (z. B. Tomaten, Möhren, Sellerie)

Zwischendurch
- Bewegung/Ruhe: Sanftes Yoga oder Qi Gong (30 bis 60 Minuten)
- Getränke: 1 Tasse Kräutertee, viel Wasser trinken

Abends
- Abendessen: Obst- oder Gemüsesaft (oder -brühe)
- Bewegung/Ruhe: Atemmeditation, Wärme und Ruhe genießen

2. Fastentag

Ausscheidung an diesem Tag
- Mehr trinken zur Nierendurchspülung (Urin sollte sehr hell sein)
- Einlauf

Morgens
- Pflege: Zunge schaben, Ölziehen, Nasendusche, Trockenbürstenmassage, duschen
- Frühstück: Zitronenwasser

Zwischendurch
- Pflege: Sauna mit Kneipp-Anwendungen
- 1 Tasse Kräutertee, viel Wasser trinken

Mittags
- Mittagessen: Gemüsebrühe (z. B. Tomaten, Möhren, Sellerie)

Zwischendurch
- Bewegung/Ruhe: Qi-Gong-Atmung an der frischen Luft, danach Ruhe
- Getränke: 1 Tasse Kräutertee, viel Wasser trinken

Abends
- Abendessen: Obst- oder Gemüsesaft (oder -brühe)
- Bewegung/Ruhe: entspannt loslassen

3. Fastentag

Ausscheidung an diesem Tag
- Morgens abführen (notfalls Glaubersalz)
- Stuhlgang fördern (Sauerkrautsaft/Molke)

Morgens
- Pflege: Zunge schaben, Ölziehen, Nasendusche, Trockenbürstenmassage, duschen
- Frühstück: Kräutertee mit ½ TL Honig
- Bewegung/Ruhe: Atemmeditation

Zwischendurch
- Bewegung/Pflege: Spaziergang an der frischen Luft
- Getränke: Viel Wasser trinken

Mittags
- Mittagessen: Gemüsebrühe (z. B. Tomaten, Möhren, Sellerie)

Zwischendurch
- Bewegung/Ruhe: Mittagsruhe
- Getränke: 1 Tasse Kräuter- oder Früchtetee, viel Wasser trinken

Abends
- Abendessen: Obst- oder Gemüsesaft (oder -brühe)
- Bewegung/Ruhe: Schlaflose Nachtphasen positiv nutzen (z. B. lesen, malen, meditieren)

4. Fastentag – Hauptentgiftungsphase

Ausscheidung an diesem Tag
- Durchspülung und Stuhlgang mit ausreichend Wasser fördern
- Schweiß- und Mundgeruch
- Einlauf

Morgens
- Pflege: Zunge schaben, Ölziehen, Nasendusche, duschen (evtl. den Körper vor dem Duschen mit Sesamöl einreiben, 15 Minuten einziehen lassen)
- Frühstück: Kräutertee mit ½ TL Honig
- Bewegung/Ruhe: Yoga oder Qi Gong (30 bis 60 Minuten)

Zwischendurch
- Pflege: Selbstmassage
- Getränke: Viel Wasser trinken

Mittags
- Mittagessen: Gemüsebrühe (z. B. Tomaten, Möhren, Sellerie)

Zwischendurch
- Bewegung/Ruhe: Wandern oder Walking an der frischen Luft (mit Ruhephasen; 30 bis 60 Minuten)
- Getränke: 1 Tasse Kräuter- oder Früchtetee, viel Wasser trinken

Abends
- Abendessen: Obst- oder Gemüsesaft (oder -brühe)
- Pflege: Basenbad oder kaltes Gesichtsbad

5. Fastentag

Ausscheidung an diesem Tag
- Stuhlgang mit ausreichend Wasser sowie Molke oder Sauerkrautsaft fördern

Morgens
- Pflege: Zunge schaben, Ölziehen, Nasendusche, duschen (evtl. den Körper vor dem Duschen mit Sesamöl einreiben, 15 Minuten einziehen lassen)
- Frühstück: Kräutertee mit ½ TL Honig
- Bewegung/Ruhe: Autogenes Training

Zwischendurch
- Pflege: Selbstmassage
- Getränke: Viel Wasser trinken

Mittags
- Mittagessen: Gemüsebrühe (z. B. Tomaten. Möhren, Sellerie)
- Bewegung/Ruhe: Mittagsruhe

Zwischendurch
- Bewegung/Ruhe: Spaziergang an der frischen Luft (30 bis 60 Minuten)
- Pflege: Leibwickel
- Getränke: 1 Tasse Kräuter- oder Früchtetee, viel Wasser trinken

Abends
- Abendessen: Obst- oder Gemüsesaft (oder -brühe)
- Bewegung/Ruhe: Atemmeditation
- Pflege: Sauna

Aufbautag 1

Ausscheidung an diesem Tag
- Viel trinken
- Ballaststoffe zu sich nehmen

Morgens
- Pflege: Zunge schaben, Ölziehen, Nasendusche, Kneipp-Kur, duschen
- Frühstück: Kräutertee
- Bewegung/Ruhe: Yoga oder Qi Gong, danach Spazierengehen (jeweils 30 bis 60 Minuten)

Zwischendurch
- Pflege: Selbstmassage
- Getränke: Viel Wasser trinken
- Fastenbrechen: 1 Apfel

Mittags
- Mittagessen: Suppe nach Wahl (Rezepte S. 48, 56)
- Bewegung/Ruhe: Mittagsruhe

Zwischendurch
- Pflege: Leibwickel
- Getränke: 1 Tasse Kräuter- oder Früchtetee, viel Wasser trinken

Abends
- Abendessen: Suppe nach Wahl (Rezepte S. 48, 56), Buttermilch, Leinsamen, Vollkorn-Knäckebrot
- Bewegung/Ruhe: Atemmeditation
- Pflege: Basenbad

Aufbautag 2

Ausscheidung an diesem Tag
- Stuhlgang beobachten
- Wasser trinken
- Quellstoffe
- Einlauf

Morgens
- Pflege: Zunge schaben, Ölziehen, Nasendusche, Trockenbürstenmassage, Wechselwarm-duschen
- Frühstück: Kräutertee, Fruchtsaft, Müsli
- Bewegung/Ruhe: Autogenes Training

Zwischendurch
- Getränke: Viel Wasser trinken
- Bewegung/Ruhe: Spaziergang an der frischen Luft

Mittags
- Mittagessen: Suppe nach Wahl (Rezepte S. 48, 56), Leinsamen, Dickmilch
- Bewegung/Ruhe: Mittagsruhe

Zwischendurch
- Getränke: 1 Tasse Kräutertee, viel Wasser trinken

Abends
- Abendessen: Gemüserohkost, Gemüsesuppe, Dickmilch, Leinsamen, Vollkorn-Knäckebrot
- Bewegung/Ruhe: entspannen und die Freude am neuen Körpergefühl genießen

REGISTER: REZEPTE UND ANWENDUNGEN

Badekuren

Basisches Natron-Lavendel-Bad 93
Basisches Rosen-Sandelholz-Bad 93
Basisches Zitronen-Rosmarin-Bad 92
Heublumenbad 94
Klassisches Entschlackungsbad 90
Molkebad 95

Detox-Rezepte

Fit in den Tag

Rühreier mit Weizengraspulver und Spinat 29
Bircher Müsli 30
Obstsalat mit Ingwer und Minze 31
Smoothie mit Birne, Granatapfel und Grapefruit 32
Frühstücksdrink mit Gurke 33
Wachsweiche Eier mit Avocado 34
Weiße Bohnen mit Tomaten 35
Süßkartoffel-Rösti mit pochiertem Ei 36

Energiesnacks für zwischendurch

Rote Bohnenpaste mit Koriander als Brotaufstrich 37
Rote-Bete-Chips mit Spirulina-Meerrettich-Dip 38
Geröstete Kichererbsen 39
Müsliriegel mit Cranberrys 40
Kalte Avocado-Gurken-Suppe 41
Wakame-Algensalat 42
Cashew-Creme mit Brokkoli 43
Quinoasalat mit Tomate und Kräutern 44

Vorspeisen

Spinatsalat mit gebratenen Artischocken 46
Brunnenkressesuppe 48
Weißkohlsalat mit Hirse 49
Linsensalat mit Roter Bete, Sellerie und Walnüssen 50
Lachscarpaccio mit Fenchel und Orangen 52
Weißer Bohneneintopf mit Räuchertofu 54
Gekühlte Zitronengrassuppe 56
Wildkräutersalat mit Cranberrys und Pfifferlingen 58

Register: Rezepte und Anwendungen

Hauptgerichte

Rotbarsch mit Kräuterkruste und Stachelbeer-Chutney 60
Grünes Gemüse mit vietnamesischer Kokossauce 62
Hirse mit gegrillter Paprika, Mangold und Spinat 64
Polenta-Quiche mit Pilzen und Paprika 66
Artischocke mit Koriander-Vinaigrette 68
Rote Bete aus dem Ofen mit Pastinakenpüree 70
Gefüllte Tomaten mit Linsen und Sellerie 72
Tofu mit Spinat, Tomaten und Gurken-Senf-Salat 74

Desserts

Papayasorbet 76
Aprikosenspieße mit Grüntee-Joghurt-Dip 78
Weinbergpfirsich-Kompott mit Lavendel 80
Ananas-Granatapfelsalat 81
Heidelbeer-Käsekuchen im Glas 82
Chiapudding mit Brombeeren 83
Gebratene Pfirsiche mit Himbeersauce und Haselnüssen 84
Apfel-Himbeer-Crumble 85

Schlankmachertage

Obsttag 110
Gemüsetag 111
Safttag 113

Entspannung und Atmung

Atemmeditation 105
Autogenes Training 105
Yoga 107
Qi Gong 108

Heiltees

Basischer Morgentee 86
Basischer Abendtee 86

Massagetherapien

Selbstmassage im Halsbereich 98
Selbstmassage im Bauchbereich 98
Selbstmassage an den Beinen 99
Trockenbürstenmassage 100

Ölziehen 95

Schwitzkuren 96